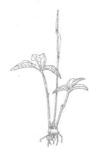

高飞 · 主编

# 千家妙方

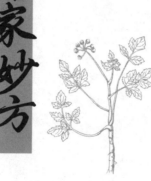

黑龙江科学技术出版社

图书在版编目（CIP）数据

千家妙方 / 高飞主编 . -- 哈尔滨 ：黑龙江科学技
术出版社，2024. 8. -- ISBN 978-7-5719-2626-7

Ⅰ．R289.5

中国国家版本馆 CIP 数据核字第 2024VD8924 号

千家妙方
QIANJIA MIAOFANG

高飞　主编

| | | |
|---|---|---|
| 项目总监 | 薛方闻 | |
| 策划编辑 | 沈福威　赵叔月 | |
| 责任编辑 | 陈裕衡 | |
| 排　　版 | 文贤阁 | |
| 出　　版 | 黑龙江科学技术出版社 | |
| | 地址：哈尔滨市南岗区公安街 70-2 号　邮编：150007 | |
| | 电话：（0451）53642106　传真：（0451）53642143 | |
| | 网址：www.lkcbs.cn | |
| 发　　行 | 全国新华书店 | |
| 印　　刷 | 三河市金兆印刷装订有限公司 | |
| 开　　本 | 710 mm×1000 mm 1/16 | |
| 印　　张 | 14 | |
| 字　　数 | 180 千字 | |
| 版　　次 | 2024 年 8 月第 1 版 | |
| 印　　次 | 2024 年 8 月第 1 次印刷 | |
| 书　　号 | ISBN 978-7-5719-2626-7 | |
| 定　　价 | 68. 00 元 | |

巴豆

白豆蔻

白芍

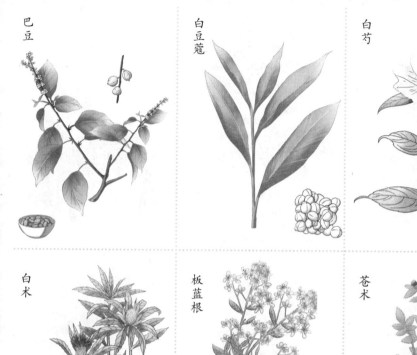

白术

板蓝根

苍术

陈皮

川芎

大戟

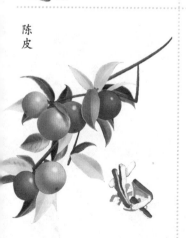

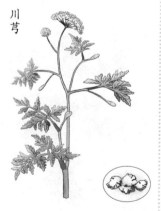

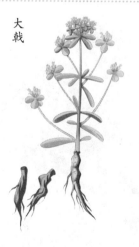

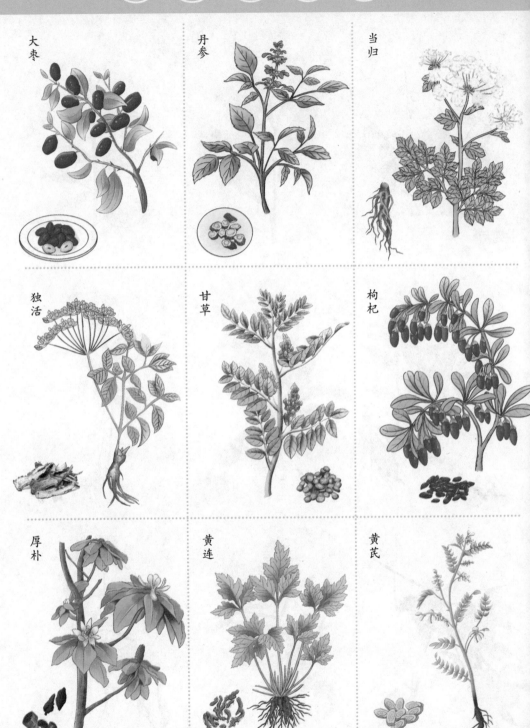

大枣

丹参

当归

独活

甘草

枸杞

厚朴

黄连

黄芪

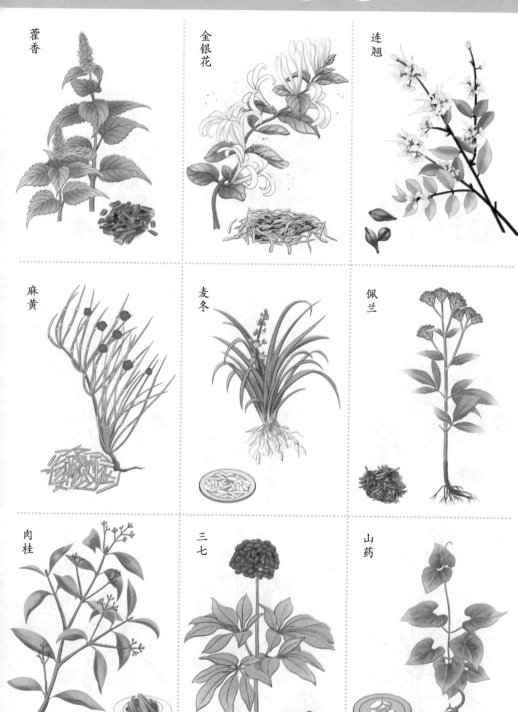

藿香

金银花

连翘

麻黄

麦冬

佩兰

肉桂

三七

山药

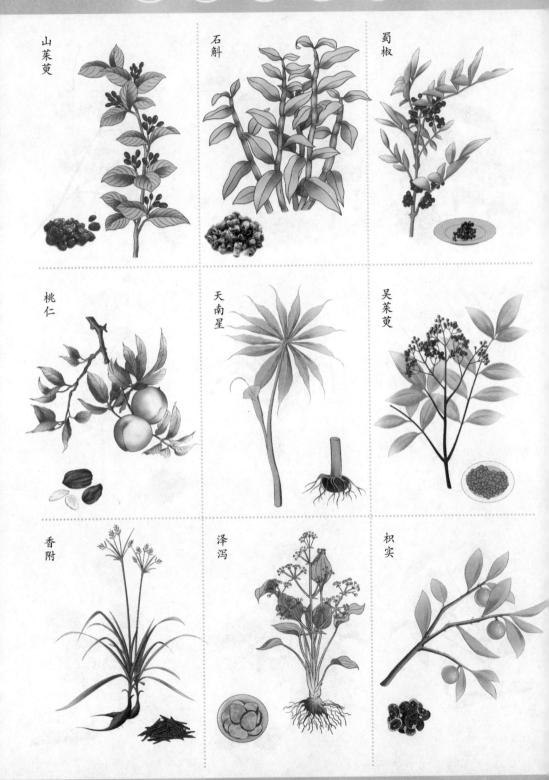

山茱萸

石斛

蜀椒

桃仁

天南星

吴茱萸

香附

泽泻

枳实

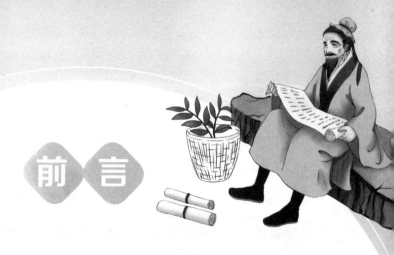

# 前　言

中医药学是一个伟大的宝库，几千年来，它为护佑人民的健康发挥了巨大的作用。并且，在医学历史的长河中，我国也出现了许多有名的医学家，如扁鹊、张仲景、孙思邈、李时珍等。

本书从功效出发，分类介绍方剂，其中包括解表、泻下、和解、清热、祛暑、安神、补益等，这些方剂既有针对常见病的，也有针对多发病的。所选内容为中医名家几十年临床实践的经验总结，疗效确切可靠，针对性强，有较高使用价值及可信度。

在编写体例上，我们从方源、组成、制用法到使用禁忌、运用等方面，对每个方剂进行细致介绍，以便读者更好地认识和理解方剂。同时，书中还增设了中医知识讲解板块，帮助读者答疑解惑。另外，为了增加读者对中草药的认识，还设置了常见中草药详解的板块，力求使本书更具实用性和科学性。

需要说明的是，书中所列方剂中的药名由于年代久远，各地品种繁杂，有同药异名或异名同药和药名不一的现象，使用时请核对。为了尊重原著，方剂中一些如今已不使用的方剂成分并未删除，只是用来帮助读者理解方剂的配伍意义，现实生活中使用时需辨证施治、灵活应用。

最后提醒大家，书中所录药方仅供参考研读，在使用时，最好在咨询医生、了解自己的体质后使用，遇到急病大病，一定要及时就医。

# 目 录

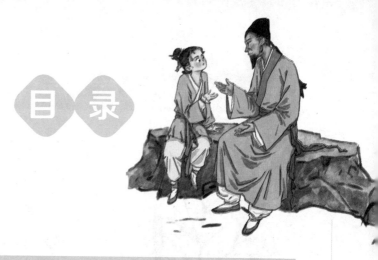

## 第一章　清热剂

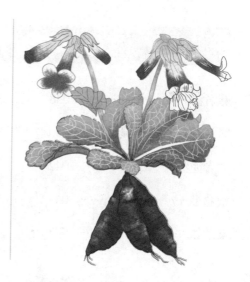

## 第二章　泻下剂

# 第三章　和解剂

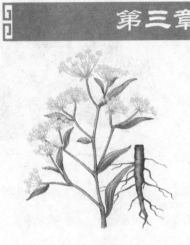

# 第四章　解表剂

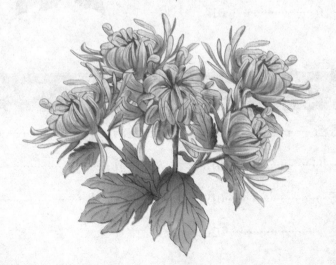

# 第五章　祛暑剂

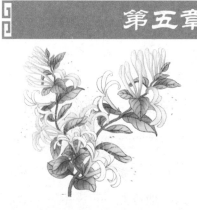

# 第六章　温里剂

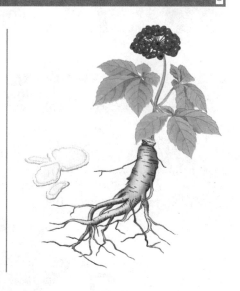

# 第七章　双解剂

千家妙方

# 第八章　补益剂

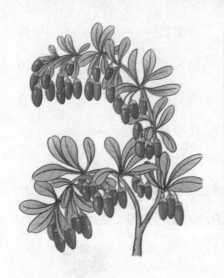

# 第九章　固涩剂

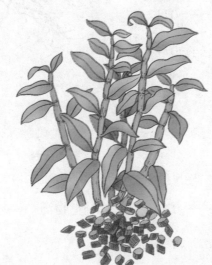

# 第十章　安神剂

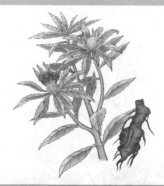

# 第十一章　开窍剂

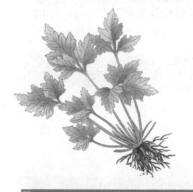

# 第十二章　理气剂

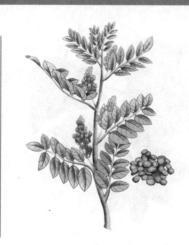

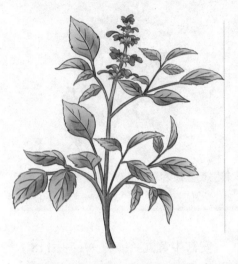

# 第十三章　理血剂

# 第十四章　治风剂

# 第十五章　治燥剂

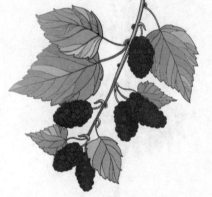

# 第十六章　祛湿剂

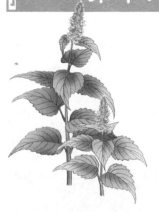

# 第十七章　祛痰剂

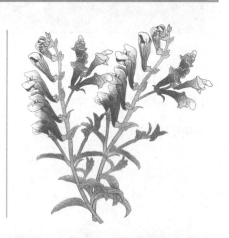

# 第十八章　消食剂

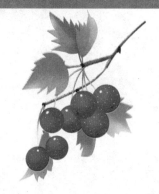

千家妙方

# 第十九章　痈疡剂

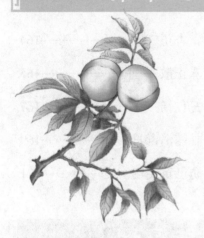

# 附　录

# 第一章

# 清热剂

清热剂是以清热之品为主要成分，具有清热、泻火、凉血、解毒等作用，用于治疗里热证的方剂。

清热剂一般用于治疗表证已经缓解，热气入里，同时里热旺盛，但尚未形成实证的病证。一般来说，清热剂药理作用主要有降低体温、抗炎、抗过敏、抗病原体、抗氧化和调节免疫力等。

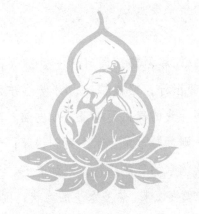

# 白虎汤

[方　　源]　《伤寒论》

[组　　成]　石膏一斤，知母六两，炙甘草二两，粳米六合。

[制用法]　上四味，以水一斗，煮，米熟，汤成，去滓，温服一升，日三服。

[功　　效]　清热泻火，生津除烦。

[主　　治]　阳明气分热盛证。邪热弥漫气分，壮热面赤，烦渴引饮，大汗恶热，脉洪大有力等。

**运用**

**1. 辨证要点**

本方是治疗阳明气分热盛证的常用药方，临床以大热、大汗、大渴、脉洪大为辨证要点。

**2. 加减变化**

若患者里热旺盛，气津两伤，同时汗多且脉大而无力，或者因暑热病导致背部出汗，略微怕冷，身发热并且口渴，则加人参；若是温热病导致的气血两燔证，如发热、烦渴、神志昏迷、抽搐等症状，则加羚羊角、水牛角、钩藤；如果出现消渴和烦渴引发的喜欢饮水的胃热症状，则加麦冬、天花粉、芦根；如果是温证，有寒热往来、热多寒少的症状，则加柴胡；如果是温疟，患者脉搏正常，身体没有感觉寒冷而且感觉发热，关节疼痛，有时还会呕吐，则加桂枝。

### 3. 现代运用

本方常用于治疗感染性疾病，如流行性感冒、大叶性肺炎、流行性乙型脑炎、牙龈炎以及糖尿病、风湿性关节炎等。

### 4. 注意事项

表证尚未治愈的无汗发热或血虚发热，又或气虚发热的患者，均忌用本方。

## 清营汤

[方　源]　《温病条辨》

[组　成]　犀角（水牛角代）三钱，生地黄五钱，玄参、麦冬、银花各三钱，连翘、丹参各二钱，黄连一钱五分，竹叶心一钱。

[制用法]　水八杯，煮取三杯，日三服。

[功　效]　清营解毒，透热养阴。

[主　治]　邪热初入营分证。症见身热夜甚，时有谵语，神烦少寐，目喜开、喜闭不一，口渴或不渴，斑疹隐隐，脉细数，舌绛而干。

👉 运用

### 1. 辨证要点

本方是治疗热邪初入营分证的常用方剂，临床以身热夜甚、神烦少寐、斑疹隐隐、舌绛而干、脉细数为辨证要点。

### 2. 加减变化

气分热盛而营分热轻的患者，可多用银花、连翘、竹叶；若神志昏迷和言语不清比较严重，可加服安宫牛黄丸；若出现

# 地 黄

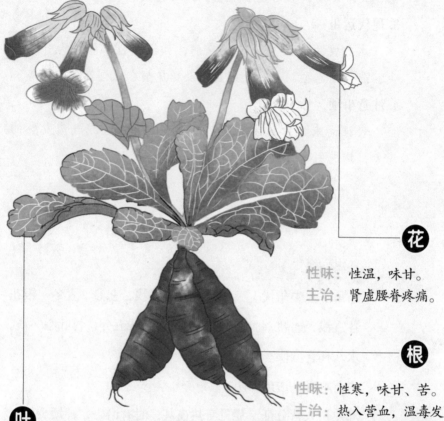

**花**

性味：性温，味甘。
主治：肾虚腰脊疼痛。

**根**

性味：性寒，味甘、苦。
主治：热入营血，温毒发
斑，吐血，衄血，
阴虚发热，骨蒸劳
热，津伤便秘。

**叶**

性味：性寒，味苦。
主治：恶疮。

产地分布：多为栽培，也有野生，一般生长于山坡及路边荒地等处，
我国大部分地区皆有生产，主产于辽宁、河北、河南等地。

成熟周期：花期4-6月，果期7-8月。

形态特征：地黄全株密被长柔毛及腺毛。块根纺锤形或条状，肥厚
肉质，表面黄色。叶多基生，莲座状；叶面多皱，叶背
带紫色；茎生叶较基生叶小很多。花紫红色或暗紫色。
果实卵形，内有多粒种子。

功　　效：清热凉血，养阴生津。

高热、烦躁、抽搐的情况，可加羚羊角、钩藤、地龙，并服紫雪丹。

### 3. 现代运用

本方常用于治疗流行性乙型脑炎、流行性脑脊髓膜炎、败血症、肠伤寒、流行性出血热、病毒性心肌炎等各种急性传染病或非传染病有出血倾向者。

### 4. 注意事项

使用本方应注意舌的变化。原著中说："舌白滑者，不可与也。"以及"若舌白滑，不惟热重，湿亦重矣。湿重忌柔润药"。

## 普济消毒饮

[方　源]　《东垣试效方》

[组　成]　黄芩（酒炒）、黄连（酒炒）各五钱，陈皮、生甘草、玄参、柴胡、桔梗各二钱，连翘、板蓝根、马勃、牛蒡子、薄荷各一钱，僵蚕（炒）、升麻各七分。

[制用法]　上药为末，汤调，时时服之，或蜜拌为丸，噙化。

[功　效]　清热解毒，疏风散邪。

[主　治]　大头瘟。恶寒发热，头面红肿焮痛，目不能开，咽喉不利，舌燥口渴，舌红苔黄，脉浮数有力等。

### 👉 运用

#### 1. 辨证要点

本方是治疗大头瘟的常用方剂之一，临床以头面红肿焮痛、恶寒发热、舌质红、脉浮数为辨证要点。

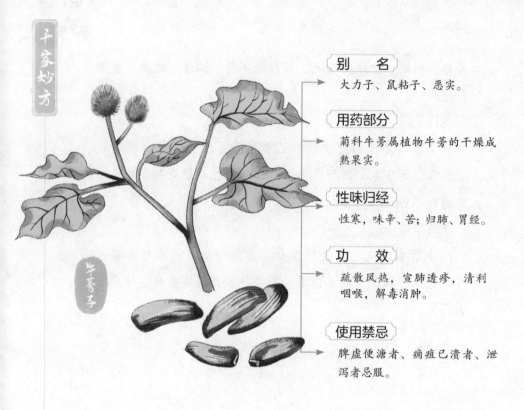

牛蒡子

**别　名**

大力子、鼠粘子、恶实。

**用药部分**

菊科牛蒡属植物牛蒡的干燥成熟果实。

**性味归经**

性寒，味辛、苦；归肺、胃经。

**功　效**

疏散风热，宣肺透疹，清利咽喉，解毒消肿。

**使用禁忌**

脾虚便溏者、痈疽已溃者、泄泻者忌服。

## 2. 加减变化

《温病条辨》中，去掉本方中的升麻、柴胡，避免其升散作用过强，可加金银花、荆芥，以加强清疏的效果。若患者表证明显，可加荆芥、防风、蝉蜕、桑叶；若还有睾丸疼痛的症状，可加川楝子、龙胆草、蒲公英；若大便秘结，可加酒大黄；若兼气虚，可少加人参。

## 3. 现代运用

本方常用于治疗颜面丹毒、流行性腮腺炎、流行性出血热、急性扁桃体炎，以及带状疱疹、扁平疣、上呼吸道感染、急性颌下淋巴结炎、血管神经性水肿等。

## 4. 注意事项

本方含有多种苦寒辛散的药物，脾虚便溏及阴虚者慎用。

# 竹叶石膏汤

[方　源]　《伤寒论》

[组　成]　淡竹叶二把，石膏一斤，麦冬（去心）一升，人参、炙甘草各二两，半夏、粳米各半升。

[制用法]　上七味，以水一斗，先煮六味，取六升，去滓；内粳米，煮米熟汤成，去米，温服一升，日三服。

[功　效]　清热生津，益气和胃。

[主　治]　伤寒、暑病、热病后期，余热未清，气阴两伤证。身热多汗，心胸烦闷，烦渴喜饮，舌红苔少，脉虚数等。

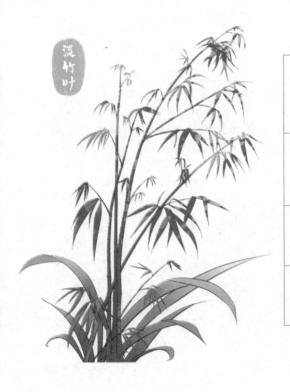

淡竹叶

**别　名**

竹叶门冬青、迷身草、金竹叶、长竹叶。

**用药部分**

禾本科淡竹叶属植物淡竹叶的干燥茎叶。

**性味归经**

性寒，味甘、淡；归心、胃、小肠经。

**功　效**

清热泻火，利尿，除烦。

**使用禁忌**

阴虚火旺，骨蒸潮热者不宜使用。体虚有寒者禁服。

**运用**

**1. 辨证要点**

本方在《伤寒论》中是治疗"伤寒解后，虚羸少气，气逆欲吐"证的常用药方，适用于各种外感热病、邪入气分导致气阴两伤的病证，临床辨证要点为身热多汗、烦渴喜饮、气逆欲呕、舌红少津、脉虚数。

**2. 加减变化**

若患者胃火炽盛，消化快，易饥饿，舌红脉数，可加知母、天花粉，以清热降火、生津止渴；若患者胃阴不足，虚火上炎，口腔糜烂，舌红少津，可加石斛、天花粉，以养阴生津。

**3. 现代运用**

本方常用于治疗小儿夏季中暑、感染性疾病后期等，证属余热未清、气阴两伤者。糖尿病病证属胃热阴伤者等，亦可应用。

**4. 注意事项**

热病邪正俱实及脾胃虚寒者均应忌用本方。方中的粳米可用山药代替。

## 玉女煎

[方　源]　《景岳全书》

[组　成]　石膏三至五钱，熟地三至五钱或一两，麦冬二钱，知母、牛膝各一钱半。

[制用法]　水煎服。

[功　效]　清胃养阴。

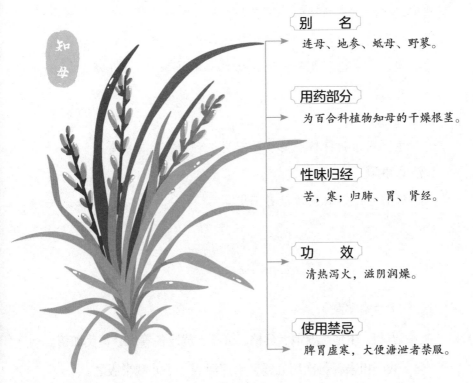

知母

**别 名**
连母、地参、蚳母、野蓼。

**用药部分**
为百合科植物知母的干燥根茎。

**性味归经**
苦，寒；归肺、胃、肾经。

**功 效**
清热泻火，滋阴润燥。

**使用禁忌**
脾胃虚寒，大便溏泄者禁服。

[主 治] 胃热阴虚证。症见肾阴不足，胃火旺盛，牙痛，头痛等。

## 运用

### 1.辨证要点

本方是治疗阴虚、胃热、牙痛的常用方，临床以烦热干渴、牙痛齿松、舌红苔黄而干为辨证要点。

### 2.加减变化

若患者火盛烦热的症状明显，可加山栀子、地骨皮；若患者热伤血络，牙龈大量出血，可去熟地，加生地、丹皮、旱莲草；津液受到较重损伤，导致舌红而干、口渴的患者，可加沙参、石斛；若患者多汗、多渴，可加五味子；若患者肾阴虚较重，体现为腰膝酸软，可多加熟地，加女贞子、龟板；若出现温病导致气血两亏，同时又壮热口渴、烦躁不宁、舌绛苔黄的症状，或者出现肌肤发斑、吐血、衄血等，可去牛膝，加玄参，并将熟地换为生地。

**3. 现代运用**

主要用于治疗口腔炎、牙龈炎、舌炎、糖尿病等。

**4. 注意事项**

脾胃阳虚、大便溏泄者忌用。

# 当归六黄汤

[方　　源] 《兰室秘藏》

[组　　成] 当归、生地、熟地、黄柏、黄芩、黄连各等份，黄芪加倍。

[制用法] 共研粗末，每次用五钱，水煎温服。小儿减半服之。

[功　　效] 滋阴泻火，固表止汗。

[主　　治] 阴虚火旺盗汗。症见发热盗汗，面赤心烦，口干唇燥，大便干结，小便黄赤，舌红苔黄，脉数等。

 运用

**1. 辨证要点**

以盗汗面赤、心烦溲赤、舌红、脉数为辨证要点。

**2. 加减变化**

阴虚重而实火较轻的患者，可去黄芩、黄连，加知母；若患者大量盗汗，可加麻黄根、浮小麦、五味子；津亏不足，口舌干燥，大便干燥的患者，加麦冬、玄参；潮热咽干，脉搏有力，肾火旺盛的患者，则加龟板、知母。

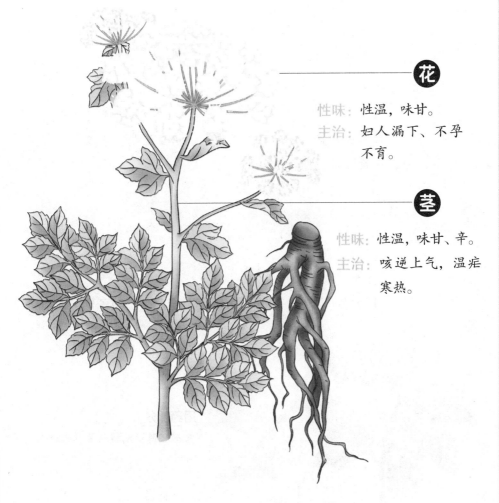

# 当归

**花**

性味: 性温, 味甘。

主治: 妇人漏下、不孕不育。

**茎**

性味: 性温, 味甘、辛。

主治: 咳逆上气, 温疟寒热。

产地分布: 多为栽培, 生长于湿润的环境中, 分布于甘肃、陕西、云南、四川、湖北等地。

成熟周期: 花期6-7月, 果期7-9月。

形态特征: 茎直立, 稍带紫色, 具明显纵沟纹。叶互生, 叶片卵形, 叶面深绿色, 膜质有光泽, 边缘有锯齿状或缺刻, 叶柄基部扩大成鞘状, 长达叶柄的一半。顶生复伞形花序, 开白色花。双悬果, 带有翼形附属物。

功　效: 补血活血, 调经止痛, 润肠通便。

3. 现代运用

主要用于治疗肺结核、甲状腺功能亢进、糖尿病、更年期综合征等。

4. 注意事项

本方气味苦寒的药居多，如果病人胃弱气虚应该慎用，以免苦寒重伤胃气。原方为煮散剂，用量较小，如改为饮片煎服，剂量宜适当增加。

## 凉膈散

[方　源] 《太平惠民和剂局方》

[组　成] 川大黄、朴硝、甘草（炙）各二十两，山栀子仁、薄荷、

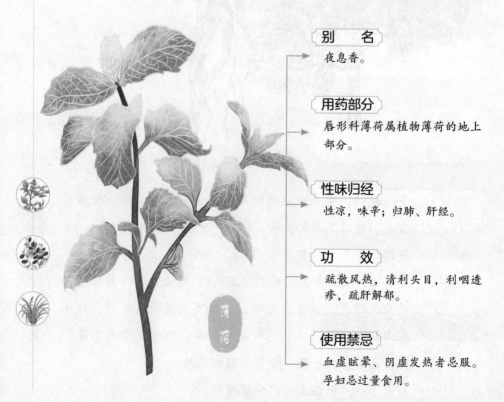

**别　名**

夜息香。

**用药部分**

唇形科薄荷属植物薄荷的地上部分。

**性味归经**

性凉，味辛；归肺、肝经。

**功　效**

疏散风热，清利头目，利咽透疹，疏肝解郁。

**使用禁忌**

血虚眩晕、阴虚发热者忌服。孕妇忌过量食用。

薄荷

黄芩各十两，连翘二斤半。

[制用法] 上药为粗末，每服二钱，水一盏，入淡竹叶七片，蜜少许，煎至七分，去滓，食后温服。

[功 效] 泻火通便，清上泄下。

[主 治] 上中二焦火热证。胸膈烦热，烦躁多渴，面热头昏，口舌生疮，舌红苔黄，脉滑数等。

## 👉 运用

### 1. 辨证要点

本方为治疗上、中焦胸膈郁热证的常用方，临床以面赤唇焦、烦躁口渴、胸膈烦热、舌红苔黄、脉滑数为辨证要点。

### 2. 加减变化

若肺热较盛，上焦积热，导致肺部胀满咳嗽，胸高上气而口渴，本方可以与白虎汤同用，以增强清热的功效；若同时伴有肝经热盛、痉厥，可加羚羊角（山羊角代）以凉肝息风；若火热向上攻击眼睛，导致热泪不断流出，忽然肿痛难忍，五轮胀起，可去淡竹叶、蜂蜜，加黄连，以增强清热的功效；若胃有实热导致牙痛，可去淡竹叶、蜂蜜，加石膏、知母、黄连、升麻，以增强清热泻火解毒的功效。

### 3. 现代运用

本方常用于治疗咽喉炎、口腔炎、胆道感染、急性扁桃体炎、急性黄疸型肝炎等。

### 4. 注意事项

本方具有通腑的功效，但只是"以泻代清"，并非以攻泻为主，临床运用时需要注意。当服用本方得下利时，应立即停止服用余剂，以免损伤脾胃。体弱者、孕妇慎用。

## 栀子厚朴汤

[方　源]　《伤寒论》

[组　成]　栀子十四枚（擘），厚朴四两（炙，去皮），枳实四枚（水浸，炙令黄）。

[制用法]　上三味，以水三升半，煮取一升半，去滓，分二服，温进一服，得吐者，止后服。

[功　效]　清热除烦，宽中消满。

[主　治]　热郁胸膈证，兼胸痞腹胀等。

### 👉 运用

**1. 辨证要点**

本方临床辨证要点为心烦、口渴、脘腹胀满、舌质红、舌苔薄黄、脉数。

**2. 加减变化**

若心烦程度严重，增加栀子的用量，再加黄连，以清除胃中的热气；若有腹部胀满的症状，加入木香、砂仁，以促进气血流通，从而消除胀满感；若有呕吐症状，则加竹茹、半夏，以平和胃气；若大便干燥，则加大黄、芒硝，从而清热通便；若食欲不振，则加山楂、麦芽，以帮助消化、平和胃部等。

**3. 现代运用**

本方常用于治疗食管炎、急性胃炎、慢性胰腺炎、急慢性胆囊炎等。也可辅助治疗心肌炎、肋间神经炎、心律失常、神经性头痛等。

**4. 注意事项**

患有脾胃气虚证、脾胃虚寒证者慎用本方。

# 第二章
## 泻下剂

泻下剂是以泻下之品为主要成分，具有促进排便、清除实热、消除积滞等作用，用于治疗里实证的一类方剂。

泻下剂主要适用于现代医学中的消化系统疾病。根据泻下剂的不同作用，可分为寒性泻下剂、温性泻下剂、润下剂、逐水剂和攻补兼施剂。

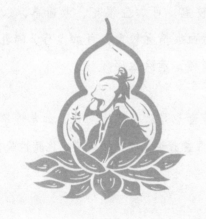

# 大黄牡丹汤

[方　源]　《金匮要略》

[组　成]　大黄四两，牡丹皮一两，桃仁五十个，冬瓜仁半升，芒硝
　　　　　三合。

[制用法]　以水六升，煮取一升，去滓，内芒硝，再煎沸，顿服之。

[功　效]　泻热破瘀，散结消肿。

[主　治]　肠痈初起，湿热瘀滞证。症状表现为右下腹疼痛，甚至局
　　　　　部有痞块，或右足屈而不伸，伸直则疼痛加重，发热、恶
　　　　　寒，舌苔黄腻，脉滑数。

## 👉 运用

**1. 辨证要点**

　　本方是治疗湿热血瘀、肠痈初起的常用药方，临床以右
下腹痛拒按、右足屈伸痛甚、舌苔薄黄腻、脉滑数为辨证要点。

**2. 加减变化**

　　若患者热毒症状较重，可加金银花、败酱草，以发挥清
热解毒的效果；若患者血瘀情况较重，可加赤芍、醋乳香、醋
没药等，以促进血液循环，消除血瘀。

**3. 现代运用**

　　本方主要用于治疗湿热导致的瘀血病证，如急性单纯性阑
尾炎、急性胰腺炎、急性盆腔炎、急性胆囊炎、化脓性扁桃体炎、
急性单纯性肠梗阻等。

**4. 注意事项**

　　老年人、孕妇、产后妇女均应忌用；肠痈溃后忌用；方
中含有芒硝，应注意其配伍禁忌。

# 大 黄

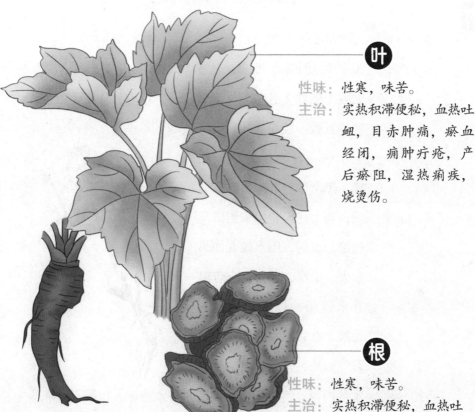

**叶**

性味：性寒，味苦。

主治：实热积滞便秘，血热吐衄，目赤肿痛，瘀血经闭，痛肿疔疮，产后瘀阻，湿热痢疾，烧烫伤。

**根**

性味：性寒，味苦。

主治：实热积滞便秘，血热吐衄，目赤肿痛，痈肿疔疮，瘀血经闭，产后瘀阻，湿热痢疾，烧烫伤。

产地分布：多生长于阴湿处，分布于西北、西南各地，南方高山区有栽培。

成熟周期：7月种子成熟后采挖。

形态特征：根及根状茎粗壮。茎中空，叶片长宽近相等，具粗壮长柄。花小，黄白色或紫红色，圆锥状花序。瘦果矩圆形。种子棕黑色，宽卵形。

功　效：泻热通便，凉血解毒。

# 舟车丸

[方　源] 《太平圣惠方》

[组　成] 黑牵牛（研末）四两，甘遂（面裹煨）、芫花（醋炒）、大戟（醋炒）各一两，大黄二两，青皮、陈皮、木香、槟榔各五钱，轻粉一钱。

[制用法] 上十味，轻粉粉碎成极细粉，黑牵牛等九味粉碎成细粉，与上述轻粉粉末配研，过筛，混匀，用水糊丸如小豆大，干燥，即得。空腹温开水送服，以快利为度，每服1~2钱，每日1次。

甘遂

[功　效] 行气破滞，逐水消肿。

[主　治] 水热内壅，气机阻滞导致的水肿水胀证，以腹部肿胀为主要症状。

## 运用

### 1. 辨证要点

本方是治疗水热内壅、气机阻滞之阳水证的常用方，临床以水肿水胀、腹坚、大小便秘、口渴气粗、脉沉数有力为辨证要点。

### 2. 现代运用

本方常用于治疗肝硬化腹水、肾炎水肿等。

### 3. 注意事项

本方忌与甘草同用，孕妇忌服，水肿属阴水者禁用。

# 大承气汤

[方　源]　《伤寒论》

[组　成]　大黄（酒洗）四两，厚朴（炙，去皮）半斤，枳实（炙）
　　　　　五枚，芒硝三合。

[制用法]　上四味，以水一斗，先煮二物，取五升，去滓，内大黄
　　　　　更煮取二升，去滓，内芒硝，更上微火，一两沸，分温再
　　　　　服，得下，余勿服。

[功　效]　峻下热结。

[主　治]　①阳明腑实证。大便不通，频转矢气，脘腹痞满，腹痛
　　　　　拒按，按之则硬，甚或潮热谵语，手足汗出，舌苔黄燥起
　　　　　刺，或焦黑燥裂，脉沉实等。
　　　　　②热结旁流证。下利清水，色纯青，气味臭秽，脐腹疼
　　　　　痛，按之坚硬有块，口舌干燥，脉滑实等。
　　　　　③里热实证之热厥、痉病或发狂等。

运用

### 1. 辨证要点

　　本方在临床上以便秘或下利不畅、腹痛拒按、舌苔焦黑
而干、脉沉实为辨证要点。

### 2. 加减变化

　　如果患者有阳明燥实证，内结而无痞满，则去除药方中
的枳实、厚朴，加入甘草；若患者患有阳明温病，热结阴亏导
致大便干燥，大便不通，口干唇燥，舌红，苔黄燥，则去除
枳实、厚朴，加入生地、玄参、麦冬；若患者患有痞满实但燥

证不明显的阳明腑实轻证，则去除方中芒硝；若患者因阳明腑实证导致气血不足，下利清水或大便秘结，腹痛不敢按压，身热口渴，精神疲倦，气力不足，甚至有循衣撮空的行为，神志昏迷，四肢冷厥，舌苔焦黄或焦黑燥裂，脉虚，则加人参、当归、甘草、桔梗、姜枣引。

### 3. 现代运用

本方常用于治疗急性单纯性肠梗阻、粘连性肠梗阻、蛔虫性肠梗阻、急性胆囊炎、急性胰腺炎、呼吸窘迫综合征、挤压综合征、急性阑尾炎等。

### 4. 注意事项

本方原方剂量较大，临床上可根据病情和患者的体质适当减小剂量。本方药力较强，泻下作用较强，容易损伤正气，应中病即止，不宜过服。年老体弱者以及孕妇慎用。方中含有芒硝，应注意配伍禁忌。

## 麻子仁丸

[方　源]　《伤寒论》

[组　成]　麻子仁二升，芍药半斤，枳实（炙）半斤，大黄（去皮）一斤，厚朴（炙，去皮）一尺，杏仁（去皮尖，熬，别作脂）一升。

[制用法]　上六味，炼蜜为丸，如梧桐子大，饮服十丸，日三服，渐加，以知为度。

[功　效]　润肠泻热，行气通便。

[主　治]　肠胃燥热，脾津不足之脾约证。皮肤干燥，大便干结，便秘尿频，口干欲饮，舌红苔黄，脉数等。

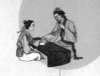

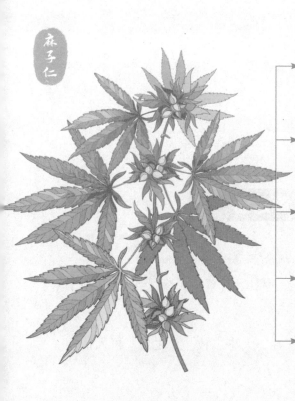

麻子仁

**别　名**

火麻仁、麻仁、麻子、大麻子。

**用药部分**

桑科大麻属植物大麻的干燥成熟果实。

**性味归经**

性平，味甘；归脾、胃、大肠经。

**功　效**

润肠通便。

**使用禁忌**

大量服用会中毒，阳虚滑泄、脾虚便溏者忌用。

## 运用

### 1. 辨证要点

本方是治疗因肠燥津亏而致便秘的常用药方，又是润下的常用药方，临床以大便秘结、小便频数或脘腹胀痛、舌质红、苔薄黄、脉数为辨证要点。

### 2. 加减变化

若热伤血络，肛门出血，宜加槐角、地榆；若热结比较严重，苔黄脉数，多加大黄，或加芒硝；若燥热伤津比较严重，可加生地黄、玄参、麦冬，以清热增液；若体质阴虚，或年老津亏，或产后失血等，导致津枯便秘，宜去大黄，加郁李仁、松子仁等，以润肠通便；若痔疮便秘，伴有便血，可加桃仁、当归，养血和血，润肠通便。

3. 现代运用

本方常用于治疗习惯性便秘、痔疮术后便秘、老人肠燥便秘、产后便秘等。

4. 注意事项

年老体虚、津亏血少者不宜使用，孕妇忌用。

## 黄龙汤

[方　源]　《伤寒六书》

[组　成]　大黄、芒硝、枳实、厚朴、甘草、人参、当归。（原书未注用量）

[制用法]　以水二盅，加姜三片、大枣二枚，煎之后，再入桔梗一撮，热沸为度。

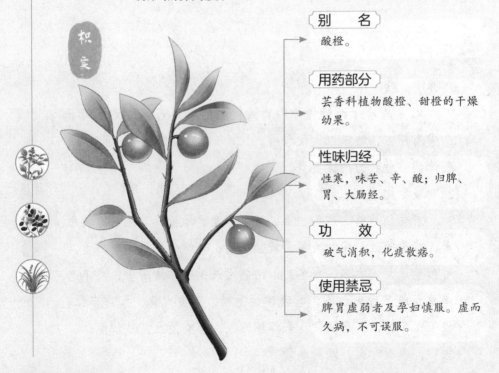

枳实

别　名

酸橙。

用药部分

芸香科植物酸橙、甜橙的干燥幼果。

性味归经

性寒，味苦、辛、酸；归脾、胃、大肠经。

功　效

破气消积，化痰散痞。

使用禁忌

脾胃虚弱者及孕妇慎服。虚而久病，不可误服。

［功　效］ 攻下热结，益气养血。

［主　治］ 阳明腑实比较严重兼气血不足证。大便秘结或下利清水，腹痛拒按，身热口渴，体倦少气，神昏肢厥，舌苔焦黄或焦黑，脉虚数等。

 运用

**1.辨证要点**

本方为治疗阳明腑实兼气血不足证的常用方，临床的辨证要点为大便秘结，或下利清水、腹部疼痛不敢按压、身热口渴、身体疲倦、气力不足、舌苔焦黄、脉虚数。

**2.加减变化**

若老年患者气血不足，可去芒硝，加火麻仁、白芍，或适当增加人参、当归的用量，以加强本方补虚扶正的效果。

**3.现代运用**

本方常用于治疗乙型脑炎、流行性脑脊髓膜炎、伤寒、副伤寒、老年性肠梗阻等中医辨证属阳明腑实兼气血不足者。

## 禹功散

［方　源］ 《儒门事亲》

［组　成］ 黑牵牛（头末）四两，炒茴香一两，或加木香一两。

［制用法］ 上为细末，以生姜自然汁调一二钱，临卧服。

［功　效］ 行气消肿，逐水通便。

［主　治］ 阳证水肿，或寒湿水疝，

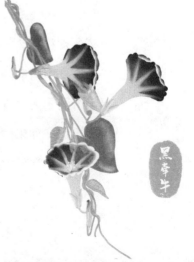

属实证者。阴囊肿胀，大小便不利，苔白腻，脉沉有力等。

**运用**

**1. 辨证要点**

本方是治疗寒湿水疝的常用药方，临床以阴囊肿胀、大小便不利为辨证要点。

**2. 加减变化**

若阴寒症状严重，可加桂枝、川椒、吴茱萸；若气滞水停，配合柴胡疏肝散或胃苓汤同用；若气滞有寒，配合天台乌药散同用；若肾阳不足，配合肾气丸或真武汤同用。

**3. 现代运用**

本方常用于治疗鞘膜积液、乙型肝炎、肝硬化腹水等。

**4. 注意事项**

正气亏虚者慎用。

# 三物备急丸

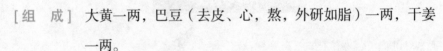

[方　源]　《金匮要略》

[组　成]　大黄一两，巴豆（去皮、心，熬，外研如脂）一两，干姜一两。

[制用法]　上药各须精新，先捣大黄、干姜为末，研巴豆内中，合治一千杵，用为散，蜜和丸亦佳，密器中贮之，勿令泄。以暖水苦酒服大豆许三四丸，或不下，捧头起，灌令下咽，须臾当瘥；如未瘥，更与三丸，当腹中鸣，即吐下便瘥。若口噤，亦须折齿灌之。

# 巴豆

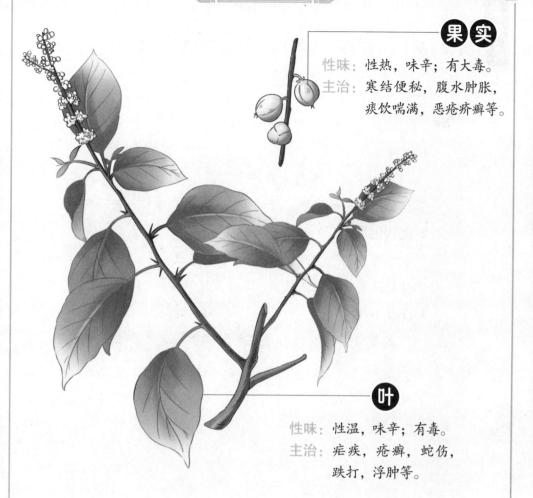

**果实**

性味：性热，味辛；有大毒。

主治：寒结便秘，腹水肿胀，痰饮喘满，恶疮疥癣等。

**叶**

性味：性温，味辛；有毒。

主治：疟疾，疮癣，蛇伤，跌打，浮肿等。

产地分布：多生长于山谷、溪边、旷野，亦有栽培，主要分布于四川、湖北、云南、贵州、广西、广东等地。

成熟周期：花期3-5月，果期6-7月。8-9月果实成熟时采收。

形态特征：幼枝绿色，被稀疏星状柔毛或枝条无毛；二年生枝呈灰绿色，有不明显黄色细纵裂纹。叶互生，叶片卵形或长圆状卵形，先端渐尖，叶缘有疏浅锯齿，两面均有稀疏星状毛，主脉三出。总状花序顶生，蒴果长圆形至倒卵形。种子长卵形，淡黄褐色。

功　　效：泻下寒积，逐水消肿，祛痰利咽。

[功　效]　攻逐寒积。

[主　治]　寒实腹痛。心腹胀满，猝然痛如锥刺，气急口噤，大便不通，苔白，脉沉实等。

## 运用

**1. 辨证要点**

本方是用于治疗寒实冷积内停证的常用方剂，临床辨证要点为心腹卒然胀痛、痛如锥刺、气急口噤、大便不通。

**2. 现代运用**

本方常用于治疗肠梗阻、术后肠麻痹、严重肠胃功能障碍、急性胰腺炎、急性阑尾炎、急性腹膜炎等。

**3. 注意事项**

温暑热邪所致的暴急腹痛患者、年老体虚者、孕妇禁用本方。

# 第三章
## 和解剂

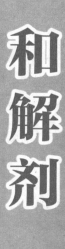

和解剂是具有和解少阳、调和寒热、调和肝脾等作用，用于治疗伤寒邪在少阳、寒热错杂、肝脾不和、肠胃不和等症状的方剂。

和解剂一般注重平和，既不过分寒凉或炎热，也不强力补益或泄泻，通常既能驱除邪气、又可恢复正气，既能疏解肝气、又能治理脾气，既能透达表邪、又能攻逐里实，涵盖范围广是和解剂最大的优势。

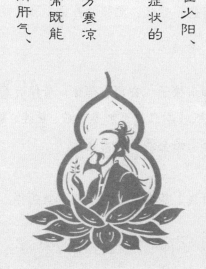

# 大柴胡汤

[方　源]　《金匮要略》

[组　成]　柴胡半斤，黄芩、芍药各三两，半夏半升，生姜五两，枳实（炙）四枚，大枣十二枚，大黄二两。

[制用法]　上八味，以水一斗二升，煮取六升，去滓，再煎，温服一升，日三服。

[功　效]　和解少阳，内泻热结。

[主　治]　少阳阳明合病。寒热往来，胸胁苦满，呕吐不止，心下痞硬，便秘，舌苔黄，脉弦数有力等。

## ☞ 运用

### 1. 辨证要点

本方是治疗少阳与阳明合病的常用药方，临床以往来寒热、胸胁苦满、心下满痛、呕吐、便秘、苔黄、脉弦数有力为辨证要点。

### 2. 加减变化

若胁脘痛剧，可加川楝子、玄胡、郁金；若伴有黄疸，可加茵陈、栀子；若恶心呕吐剧烈，可加姜竹茹、黄连、旋覆花；若胆结石，可加金钱草、海金沙、鸡内金。

### 3. 现代运用

本方常用于治疗肝炎、胆囊炎、胆石症、黄疸等。

### 4. 注意事项

阴虚血少者忌用。

# 柴 胡

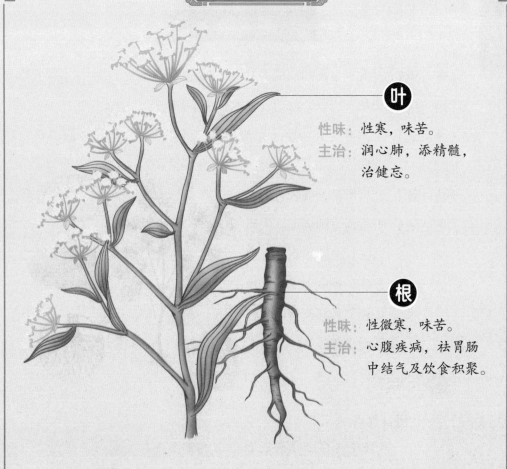

**叶**

性味：性寒，味苦。

主治：润心肺，添精髓，治健忘。

**根**

性味：性微寒，味苦。

主治：心腹疾病，祛胃肠中结气及饮食积聚。

产地分布：多生长于干燥的荒山坡、田野、路旁，北柴胡主产于河北、河南、辽宁；南柴胡主产于湖北、江苏、四川。

成熟周期：花期8-9月，果期9-10月。

形态特征：柴胡的主根粗壮，长圆锥形或圆柱形，呈黑褐色或棕褐色，质坚硬。茎直立，单生或丛生，实心，表面有细纵棱，单叶互生；叶片倒披针形或条状宽披针形，叶面绿色，叶背淡绿色，常有白霜；无叶柄；茎顶部叶较小。花鲜黄色，双悬果，长圆形或长圆形卵状，有果棱。

功　　效：和解表里，疏肝解郁，升举阳气。

# 逍遥散

[方　源]　《太平惠民和剂局方》

[组　成]　柴胡、当归、白芍、白术、茯苓各一两，甘草半两。

[制用法]　上六味，共为粗末，烧生姜、薄荷少许，煎汤冲服，日
　　　　　三服。

[功　效]　疏肝解郁，健脾合营。

[主　治]　肝郁血虚脾弱证。头痛
　　　　　目眩，两胁作痛，乳房
　　　　　胀痛，神疲食少，月经
　　　　　不调，舌红苔薄白，脉
　　　　　弦而虚等。

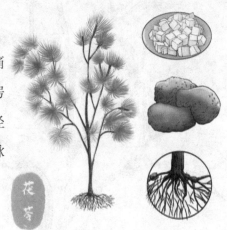

👉 运用

### 1. 辨证要点

　　本方是治疗肝郁脾弱血虚证的常用方，也是妇科调经之常用方，临床以胁乳胀痛，或兼月经不调、神疲食少、苔薄、脉弦细或虚为辨证要点。

### 2. 加减变化

　　若肝郁气滞症状较重，可加香附、郁金、川芎；若肝郁化火，可加牡丹皮、栀子；若胁下痞结，可加鳖甲、牡蛎；若脾虚严重，可加党参；若肝血瘀滞，可加丹参、桃仁；若脾胃气滞，可加陈皮、枳壳；若血虚甚，可加首乌、生地。

### 3. 现代运用

　　本方常用于治疗肝硬化、慢性肝炎、经前期紧张综合征、盆腔炎、更年期综合征等。

### 4.注意事项

阴虚阳亢者慎用。

## 痛泻要方

[方　源] 《丹溪心法》

[组　成] 白术（炒）三两，白芍（炒）二两，陈皮（炒）一两五钱，
防风一两。

[制用法] 上细切，分作八服，水煎或丸服。

[功　效] 补脾柔肝，祛湿止泻。

[主　治] 痛泻证。腹痛肠鸣，大便泄泻，泻必腹痛，泻后痛缓，舌
苔薄白，脉两关不调，左弦而右缓等。

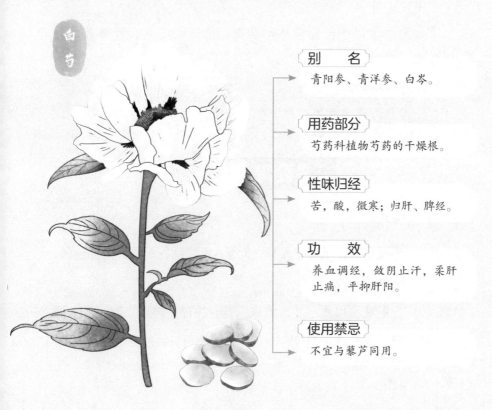

白芍

**别　名**
青阳参、青洋参、白岑。

**用药部分**
芍药科植物芍药的干燥根。

**性味归经**
苦，酸，微寒；归肝、脾经。

**功　效**
养血调经，敛阴止汗，柔肝
止痛，平抑肝阳。

**使用禁忌**
不宜与藜芦同用。

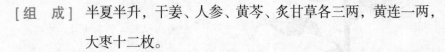

千家妙方

### 运用

**1. 辨证要点**

本方是治疗脾弱肝强之痛泻的常用药方，临床以腹痛肠鸣、痛则即泻、泻后痛减、脉弦缓为辨证要点。

**2. 加减变化**

根据肝强、脾弱的偏向，调整白术和白芍的用量比例。若水湿下注导致泄泻像水一样，可加茯苓、车前子；若脾虚比较严重，神疲乏力，可加党参、山药；若同时伴有食滞，呕吐酸腐，可加焦山楂、神曲；若脾胃气滞，脘腹胀满，可加厚朴、木香；若中焦虚寒，脘腹冷痛，可加干姜、吴茱萸；若气虚下陷，久泻不止，可加炒升麻；若舌苔黄腻，湿久蕴热，可加黄连。

**3. 现代运用**

本方常用于治疗慢性结肠炎、急慢性肠炎、肠易激综合征等。

**4. 注意事项**

湿热泻痢者忌用；脾肾阳虚者慎用。

## 半夏泻心汤

[方　源]　《伤寒论》

[组　成]　半夏半升，干姜、人参、黄芩、炙甘草各三两，黄连一两，大枣十二枚。

[制用法]　上七味，以水一斗，煮取六升，去滓，再煎，取三升，温服一升，日三服。

# 半 夏

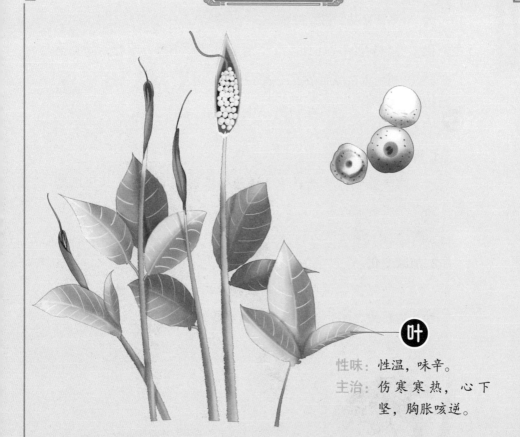

**叶**

性味：性温，味辛。
主治：伤寒寒热，心下
坚，胸胀咳逆。

产地分布：生长于山坡湿地、林边、田野、溪谷草丛中，亦有栽培，
全国大部分地区都有分布。

成熟周期：7-9 月间采挖。

形态特征：地下块茎呈球形。基生叶三出复叶，小叶椭圆状披针
形，常在三片小叶联合处和叶柄下部内侧生一珠芽。肉
穗花序，为绿色佛焰苞包围，两性花，花序先端附属物
细长，伸出苞外。浆果卵圆形，顶端尖。夏、秋采块茎，
放于筐内，浸入水中除去外皮，洗净晒干，即为生半夏。

功　　效：燥湿化痰，降逆止呕，消痞散结。

[功　效] 平调寒热，散结除痞。

[主　治] 寒热互结之痞证。心下痞满，满而不痛，呕吐，肠鸣下利，舌苔腻而微黄，脉浮数等。

**☞运用**

**1. 辨证要点**

　　本方是调和寒热、辛开苦降治法的常用药方，又为治寒热互结之痞证的常用药方，临床以心下痞满、呕吐泻利、苔腻微黄为辨证要点。

**2. 加减变化**

　　本方功效以消痞为主，强调治本，行气功效稍弱，使用时可加枳实、厚朴，以增加行气消痞的功效。

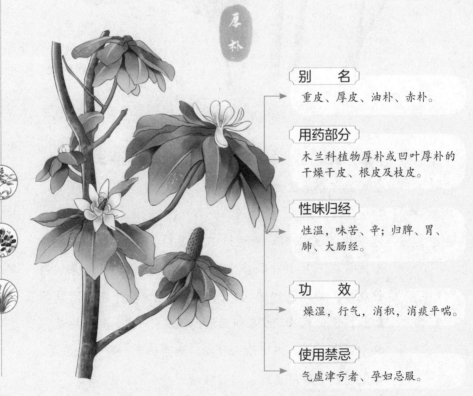

厚朴

**别　名**

重皮、厚皮、油朴、赤朴。

**用药部分**

木兰科植物厚朴或凹叶厚朴的干燥干皮、根皮及枝皮。

**性味归经**

性温，味苦、辛；归脾、胃、肺、大肠经。

**功　效**

燥湿，行气，消积，消痰平喘。

**使用禁忌**

气虚津亏者、孕妇忌服。

和
解
剂

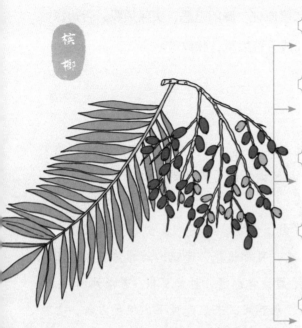

**别　名**

仁频、宾门、宾门药钱、白槟榔。

**用药部分**

棕榈科槟榔属植物槟榔的干燥成熟种子。

**性味归经**

性温，味苦、辛；归胃、大肠经。

**功　效**

杀虫消积，行气，利水，截疟。

**使用禁忌**

脾虚便溏、气虚下陷者忌用；孕妇慎用。

3. 现代运用

　　本方常用于治疗早期肝硬化、慢性肝炎、急慢性胃肠炎、慢性结肠炎等。

4. 注意事项

　　因气滞或积食导致的心下痞满，忌用本方。

## 达原饮

[方　源]　《温疫论》

[组　成]　槟榔二钱，厚朴、知母、芍药、黄芩各一钱，草果仁、甘草各五分。

[制用法]　水煎，午后温服。

[功　效]　开达膜原，辟秽化浊。

第
三
章

[主 治] 瘟疫或疟疾，邪伏膜原证。胸闷呕恶，头痛烦躁，舌边深红，舌苔白如积粉或舌苔垢腻，脉数等。

☞ 运用

**1. 辨证要点**

本方是治疗瘟疫初起或疟疾、邪伏膜原的常用药方，临床以憎寒壮热、舌红苔垢腻如积粉为辨证要点。

**2. 加减变化**

若患疟疾，可加常山、青蒿、柴胡；若初起头痛寒重，可加羌活、防风；若热重，可加银花、连翘；若邪热扩散到阳明经，导致眼睛、眼眶、眉棱骨疼痛，可加葛根；若湿浊明显，胸闷，可去知母、芍药，加苍术；若瘟疫可下，但见舌黄，心腹痞满，可加大黄。

**3. 现代运用**

本方常用于治疗流行性感冒、恶性疟疾、病毒性脑炎、无名高热等。

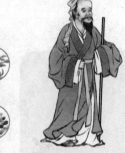
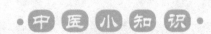

· 中 医 小 知 识 ·

**开达膜原**

"膜原"也叫"募原"，泛指膈间及肠胃之外脂膜的部分，中医认为这里是伏邪在体内潜伏的部位。"开达膜原"就是用消除秽浊的药物以祛除闭塞于"膜原"间的病邪。

# 第四章

# 解表剂

解表剂是以解表之品为主，具有发汗、缓解肌肉紧张、透泄疹毒等作用，主要用于治疗外感表证的方剂。

解表剂是为六淫外邪侵袭人体的肌表、肺卫而导致的表证而设，此时病邪尚未深入，通常采用辛散轻宣的药物使邪气从肌表发散而出。如果错过了治疗时机或治疗方法不当，就容易向体内扩散，引发其他病证。

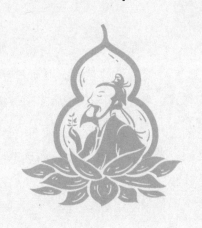

# 麻黄汤

[方　源] 《伤寒论》

[组　成] 麻黄（去节）三两，桂枝（去皮）二两，甘草（炙）一两，
杏仁（去皮尖）七十个。

[制用法] 上四味，以水九升，先煮麻黄，减二升，去上沫，内诸
药，煮取二升半，去滓，温服八合。覆取微似汗，不须啜
粥，余如桂枝法将息。

[功　效] 发汗解表，宣肺平喘。

[主　治] 外感风寒表实证。恶寒发热，头身疼痛，无汗而喘，舌苔
薄白，脉浮紧等。

## 👉 运用

### 1. 辨证要点

本方主治外感风寒表实证，以恶寒发热、无汗而喘、脉
浮紧为辨证要点。

### 2. 加减变化

若外感风寒不重，头身疼痛较轻，可去桂枝，加苏叶、
荆芥；若风寒郁热，同时有心烦口渴的症状，可加石膏、黄芩；
若肺郁生痰，并且咳痰稀薄，气急胸闷，可加苏子、橘红；若
全身疼痛，发热，日晡加剧，则去桂枝，加苡仁；若风寒伴有
湿证，不出汗且头身疼痛，苔白腻，可加苍术或白术；若汗出
而喘，身无大热，可去桂枝，加石膏。

### 3. 现代运用

本方常用于治疗感冒、流行性感冒、小儿高热、急性支
气管炎、支气管哮喘等。

# 麻 黄

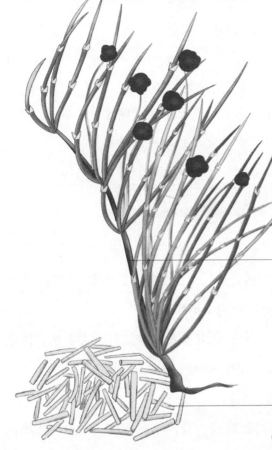

**茎**

性味：性温，味辛、微苦。

主治：风寒感冒，胸闷喘咳，
　　　风水浮肿。

**根**

性味：性平，味甘、微涩。

主治：自汗，盗汗。

产地分布：多生长于山坡、平地、河床、干燥荒地、草原及固定沙丘上，
　　　　　常成片生长，分布于辽宁、吉林、内蒙古、宁夏、山西、
　　　　　河北、河南等地。

成熟周期：5-6月开花，8-9月种子成熟。

形态特征：草麻黄为小灌木，根茎常卧于地。小枝圆形，对生或轮
　　　　　生，干后截面髓部呈棕红色。叶对生，叶片退化成膜质
　　　　　鞘状。雄球花多呈复穗状。肉质红色，卵圆形或半圆形。

功　　效：发汗解表，宜肺平喘，利水消肿。

**4. 注意事项**

本方辛温发汗功效强劲，外感表虚有汗之证忌用。《伤寒论》指出"疮家""淋家""衄家""亡血家"，以及血虚而脉见"尺中迟"误下而见"身重心悸"等，尽管有伤寒表证，同样禁用此方。方中有麻黄，高血压、心跳过快者慎用。本方不宜久服，药后出汗、不再身热时，即可停药。

## 麻黄杏仁甘草石膏汤

[方　源]　《伤寒论》

[组　成]　麻黄（去节）四两，杏仁（去皮尖）五十个，甘草（炙）二两，石膏（碎，绵裹）半斤。

[制用法]　上四味，以水七升，先煮麻黄，减二升，去上沫，内诸药，煮取二升，去滓，温服一升，日再服。

[功　效]　辛凉疏表，清肺平喘。

[主　治]　外感风邪，邪热壅肺证。身热不解，喘逆气急，甚则鼻煽，口渴喜饮，有汗或无汗，舌苔薄白或黄，脉浮而数者。

**运用**

**1. 辨证要点**

本方是用于治疗外邪未解、肺热咳喘的常用方剂，临床以发热、喘咳、苔薄黄、脉浮数为辨证要点。

**2. 加减变化**

若有出汗而喘息的症状，说明热气困于肺部，肺部的热气极为旺盛，石膏的用量可以是麻黄的五倍；若没有出汗而出现喘息，则是热气闭塞在肺部，而且表邪比较严重，石膏的用量可以是麻黄的三倍，也可适量添加薄荷、紫苏叶、桑叶等，以增强解表宣肺的功效；若痰液较多，呼吸急促，可加葶苈子、桑白皮，以清除肺部的邪气；若出现高热、口渴、多汗、舌苔黄的症状，多用石膏，并加知母、黄芩，以清除肺部和胃部的热气；若有咳嗽、痰色黄而稠，可添加瓜蒌实、鱼腥草、川贝母以清热化痰。

### 3. 现代运用

本方常用于治疗感冒、上呼吸道感染、急性支气管炎、肺炎、支气管哮喘等。

### 4. 注意事项

麻黄与石膏互相搭配，可清宣肺热，无论是否发汗均可用。风寒咳喘、痰热壅盛者忌用。

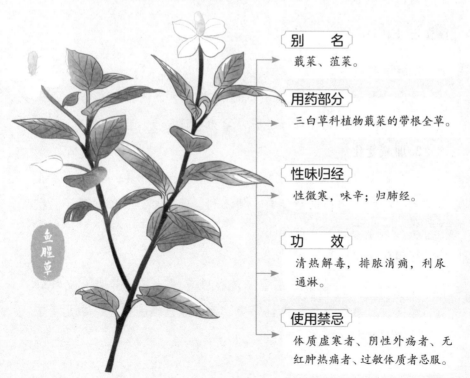

鱼腥草

**别 名**

蕺菜、菹菜。

**用药部分**

三白草科植物蕺菜的带根全草。

**性味归经**

性微寒，味辛；归肺经。

**功 效**

清热解毒，排脓消痈，利尿通淋。

**使用禁忌**

体质虚寒者、阴性外疡者、无红肿热痛者、过敏体质者忌服。

## 大青龙汤

[方　源]　《伤寒论》

[组　成]　麻黄(去节)六两，桂枝(去皮)、炙甘草各二两，杏仁(去皮尖)四十枚，石膏如鸡子大，生姜三两，大枣十二枚。

[制用法]　上七味，以水九升，先煮麻黄，减二升，去上沫，内诸药，煮取三升，去滓，温服一升，取微似汗。汗出多者，温粉扑之。一服汗者，停后服。若复服，汗多亡阳，遂虚，恶风烦躁，不得眠也。

[功　效]　发汗解表，兼清里热。

[主　治]　风寒表实兼里有郁热证。恶寒发热，头身疼痛，无汗烦躁，脉浮紧等。

### 运用

**1. 辨证要点**

本方是治疗风寒表实同时伴有里热证的常用药方，临床以恶寒发热、无汗烦躁、脉浮紧为辨证要点。

**2. 加减变化**

同时伴有咳喘痰多者，宜加紫苏子、半夏，具有化痰止咳平喘的作用；同时伴有小便不利、浮肿者，宜加葶苈子、茯苓，具有泻肺利水的作用。

**3. 现代运用**

本方常用于治疗感冒、流行性感冒、支气管炎、支气管哮喘、过敏性鼻炎、急性肾炎、急性风湿性关节炎、小儿夏季外感高热等。

# 杏 仁

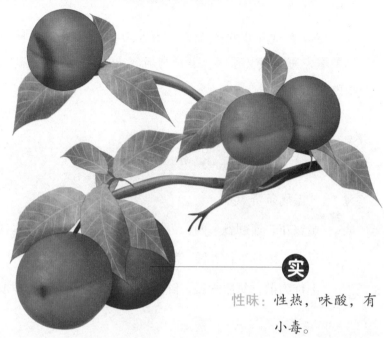

**实**

性味：性热，味酸，有
小毒。

主治：肺燥咳嗽，津伤
口渴。

**仁**

性味：性微温，味苦，有小毒。

主治：咳嗽气喘，肠燥便秘。

产地分布：多野生或栽培。分布于东北、华北、西北等地。

成熟周期：花期3-4月，果期4-6月。

形态特征：杏树树冠开展，叶阔心形，深绿色，直立着生于小枝上。
花盛开时白色，自花授粉。短枝每节上生一个或两个果
实，果圆形或长圆形，稍扁，形状似桃，但少毛或无毛。
果肉艳黄或橙黄色。果核表面平滑，略似李核，但较宽
而扁平，多有翅边。

功　　效：止咳平喘，润肠通便。

#### 4.注意事项

本方发汗作用十分强烈，若患者服后出汗，应停药，以后再服，防止过量服用。脉微弱而汗出恶风者忌用；高血压、心脏病患者慎用。

## 银翘散

[方　源]　《温病条辨》

[组　成]　金银花、连翘各一两，苦桔梗、薄荷、牛蒡子各六钱，淡豆豉、生甘草各五钱，淡竹叶、荆芥穗各四钱。

[制用法]　上杵为散，每服六钱，鲜苇根汤煎，香气大出，即取服，

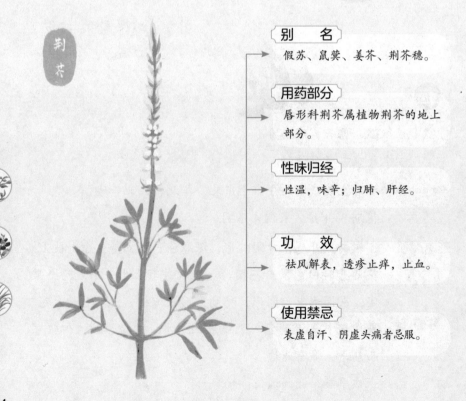

荆芥

**别　名**
假苏、鼠蓂、姜芥、荆芥穗。

**用药部分**
唇形科荆芥属植物荆芥的地上部分。

**性味归经**
性温，味辛；归肺、肝经。

**功　效**
祛风解表，透疹止痒，止血。

**使用禁忌**
表虚自汗、阴虚头痛者忌服。

# 连 翘

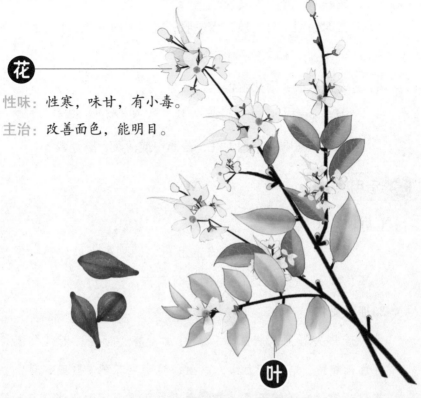

**花**

性味：性寒，味甘，有小毒。

主治：改善面色，能明目。

**叶**

性味：性平，味甘，有小毒。

主治：下热气，益阴精。

产地分布：多生长于山坡灌丛、草丛、山谷、山沟疏林中，也有栽培，分布于河北、山西、陕西、河南、山东、安徽、湖北、四川等地。

成熟周期：花期3-4月，果期7-9月。

形态特征：枝条下垂，有四棱，髓中空。叶单生，卵形至椭圆状卵形，边缘有锯齿，有羽状三出复叶。花先于叶开放，花冠金黄色，有红色条纹。蒴果卵圆形，表面散生有瘤点。

功　　效：清热解毒，消肿散结。

勿过煮。肺气取轻清，过煮则味厚而入中焦矣。病重者约二时一服，日三服，夜一服；轻者三时一服，日二服，夜一服；病不解者，作再服。

[功　效] 辛凉透表，清热解毒。

[主　治] 温病初起。微恶风寒，发热，无汗或有汗不畅，头痛口渴，咳嗽咽痛，舌尖红，苔薄白或薄黄，脉浮数等。

## 运用

### 1. 辨证要点

本方是治疗风温初起的常用药方，临床上以发热、微恶风寒、口渴、咽痛、脉浮数为辨证要点。

### 2. 加减变化

若热夹湿浊，胸膈满闷，可加藿香、郁金；若津伤甚，可加天花粉；若热伤血络，衄血，可去荆芥穗、豆豉，宜加白茅根、侧柏叶、栀子炭；若热毒比较严重，项肿咽痛，可加马勃、玄参；若肺气不利，咳嗽严重，可加杏仁；若风热壅滞肌肤、疮痈初起，可加蒲公英、大青叶、紫花地丁等。

### 3. 现代运用

本方常用于治疗感冒、流行性感冒、急性扁桃体炎、上呼吸道感染、肺炎、麻疹初期、流行性脑膜炎、乙型脑炎、腮腺炎、手足口病等。

### 4. 注意事项

服药期间，忌食荤腥、酒肉等食物。本方药轻力薄，外感风寒重症者不宜服用。

# 桑菊饮

[方　源]　《温病条辨》

[组　成]　桑叶二钱五分，菊花一钱，杏仁、苦桔梗、苇根各二钱，
连翘一钱五分，薄荷、生甘草各八分。

[制用法]　水二杯，煮取一杯，日二服。

[功　效]　疏风清热，宣肺止咳。

[主　治]　风温初起或风热犯肺证。咳嗽，微热，口微渴，苔薄白，
脉浮数等。

## ☞ 运 用

### 1. 辨证要点

本方是治疗风温初起、咳嗽明显的"辛凉轻剂"，临床
以咳嗽、发热不甚、微渴、脉浮数为辨证要点。

### 2. 加减变化

若热在气分，呼吸粗重如同喘息，宜加石膏、知母；若津液
损伤严重，总是口渴，宜加天花粉；若肺热严重，咳嗽频繁，宜
加黄芩；若肺热导致频繁咳嗽，伤及经络且咳痰时伴有血丝，宜
加茅根、藕节、牡丹皮；若痰黄黏稠，不易咳出，宜加瓜蒌皮、
浙贝母。

### 3. 现代运用

本方常用于治疗感冒、流行性感冒、急性支气管炎、上
呼吸道感染、急性扁桃体炎、肺炎、急性结膜炎、角膜炎等。

### 4. 注意事项

风寒咳嗽者忌用本方。本方多为轻清宣透之剂，不宜久煎。

# 菊 花

**花**

性味：性微寒，味甘、苦。

主治：风热感冒，温病初起，肝阳上亢，头痛眩晕，目
　　　赤肿痛，眼目昏花，疮痛肿毒。

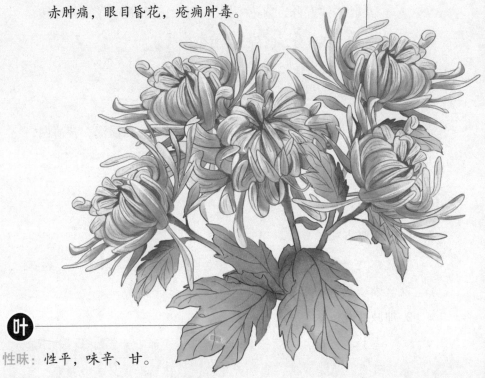

**叶**

性味：性平，味辛、甘。

主治：头风，目眩，疔疮，痈肿。

产地分布：多生长于低山脚下、溪边、路旁，全国大部分地区均有
　　　　　分布。

成熟周期：花期9-12月。

形态特征：茎基部匍匐，上部直立，多分枝，被细柔毛。叶互生，
　　　　　叶片卵状椭圆形，羽状分裂，边缘有粗锯齿，背面绿白
　　　　　色，两面有毛。头状花序顶生或腋生，金黄色。花、叶
　　　　　揉碎有浓烈香气。

功　　效：清热解毒，疏散风热，平肝明目。

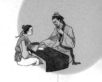

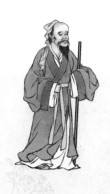

## ·中医小知识·

### 疏风

中医认为，疏风是常见的治疗方法之一，指通过药物或其他方法疏散身体的风邪之气，以达到祛除病邪的效果。风病主要是风邪引起的，一旦风邪侵袭人体，就会引起各种疾病，如风寒感冒、风湿病、类风湿关节炎等。除了引发疾病外，还会带来各种不适症状，如头痛、肌肉酸痛、关节痛等。

## 桂枝汤

[方　源] 《伤寒论》

[组　成] 桂枝（去皮）、白芍、生姜（切）各三两，甘草（炙）二两，大枣十二枚。

[制用法] 上五味，㕮咀三味。以水七升，微火煮取三升，去滓，适寒温，服一升。服已须臾，啜热稀粥一升余，以助药力。温覆令一时许，遍身漐漐，微似有汗者益佳，不可令如水流漓，病必不除。若一服汗出病瘥，停后服，不必尽剂；若不汗，更服依前法；又不汗，后服小促其间，半日许，令三服尽；若病重者，一日一夜服，周时观之。服一剂尽，病证犹在者，更作服；若汗不出，乃服至二三剂。

[功　效] 解肌发表，调和营卫。

[主　治] 外感风寒表虚证。恶风发热，头痛汗出，鼻鸣干呕，苔白

不渴，脉浮缓或浮弱等。

 运用

**1. 辨证要点**

本方是治疗外感风寒表虚证的常用方，也是调和营卫、调和阴阳治法的代表方，临床辨证要点为恶风、发热、汗出、脉浮缓。

**2. 加减变化**

若恶风寒比较严重，应加防风、荆芥、淡豆豉以疏散风寒；体质虚弱者，可加黄芪益气，以扶正祛邪；若同时有咳嗽、气喘症状，应加杏仁、紫苏子、桔梗，以宣肺止咳平喘。

**3. 现代运用**

本方常用于治疗感冒、流行性感冒、妊娠呕吐、产后或病后低热、原因不明的低热或多形性红斑、冻疮、荨麻疹等。

**4. 注意事项**

禁生冷、黏滑、肉、面、辛辣、酒酪、臭恶等物。

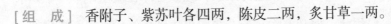

## 香苏散

[方　源]　《太平惠民和剂局方》

[组　成]　香附子、紫苏叶各四两，陈皮二两，炙甘草一两。

[制用法]　上为粗末。每服三钱，水一盏，煎七分，去滓，热服，不拘时候，日三服。若作细末，只服二钱，入盐点服。

[功　效]　疏风散寒，理气和中。

[主　治]　外感风寒，内有气滞证。恶寒身热，头痛无汗，胸脘痞闷，不思饮食，舌苔薄白，脉浮等。

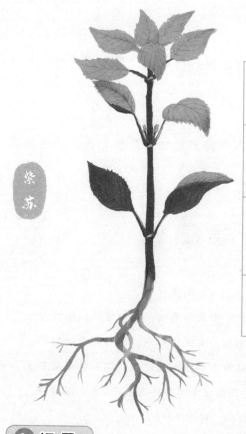

紫苏

**别　名**

白苏。

**用药部分**

唇形科紫苏属植物紫苏的地上部分。

**性味归经**

性温，味辛；归肺、脾经。

**功　效**

发表散寒，行气宽中，理气安胎，解鱼蟹毒。

**使用禁忌**

气虚、阴虚者忌服。脾胃虚寒者不宜长期服用。

## 运用

### 1. 辨证要点

本方是治疗外感风寒同时伴有气滞证的常用药方，临床以恶寒身热、头痛无汗、胸脘痞满、苔白、脉浮为辨证要点。

### 2. 加减变化

若风寒表证较重、鼻流清涕，宜加葱白、生姜；若寒阻经脉，头痛较重，宜加细辛、白芷；若内停湿浊，胸满，苔腻，宜加苍术、木香；若风邪上扰，头目不清，宜加蔓荆子、白蒺藜；若肝胃气滞较重，胁脘胀痛，宜加青皮、厚朴；若肺气不降，咳嗽痰多，宜加紫苏子、半夏；若妇女肝郁血滞、月经不调，宜加当归、川芎、乌药。

3.现代运用

本方常用于治疗感冒、流行性感冒、胃肠型感冒、急性胃肠炎等。

4.注意事项

服药期间，避免摄入酒肉等食物。药轻力薄，外感风寒重症不宜服用。

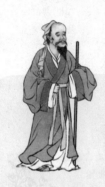

·中医小知识·

**调和营卫**

营卫是一个中医学名词，其中营是指由饮食中吸收的营养物质，有生化血液、营养周身的作用；卫是指人体抗御病邪侵入的机能。调和营卫是中医学治疗术语，是指发表解肌并调整营卫失和的治法，是纠正营卫失和、解除风邪的方法。

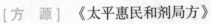

# 败毒散

[方　源]《太平惠民和剂局方》

[组　成] 柴胡、前胡、川芎、枳壳、羌活、独活、茯苓、桔梗、人参、甘草各三十两。

[制用法] 上为粗末。每服二钱，水一盏，加生姜、薄荷各少许，同煎七分，去滓，不拘时

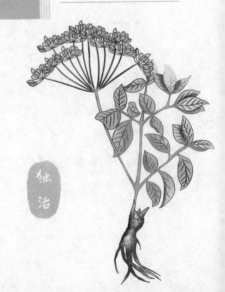

独活

川芎

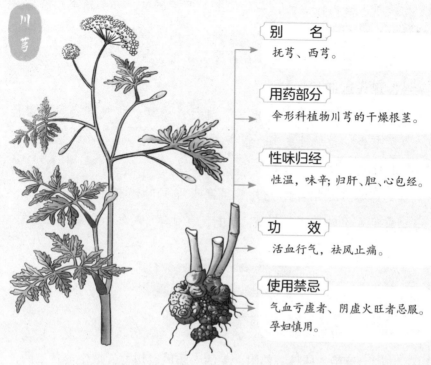

**别　名**

抚芎、西芎。

**用药部分**

伞形科植物川芎的干燥根茎。

**性味归经**

性温，味辛；归肝、胆、心包经。

**功　效**

活血行气，祛风止痛。

**使用禁忌**

气血亏虚者、阴虚火旺者忌服。
孕妇慎用。

服，寒多则热服，热多则温服。

[功　效] 散寒祛湿，益气解表。

[主　治] 气虚，外感风寒湿表证。恶寒发热，头颈强痛，肢体酸
痛，无汗，咳嗽有痰，脉浮按之无力等。

👉 运用

1. 辨证要点

本方是益气解表的常用方剂，临床以恶寒发热、肢体酸
痛、无汗、苔白、脉浮按之无力为辨证要点。

2. 加减变化

若气不虚，可去人参；若内有蕴热，口苦，苔黄，可加黄芩；若内停湿浊，寒热往来，舌苔厚腻，可加草果、槟榔；若风毒瘾疹，宜加蝉蜕、苦参；若疮疡初起，可去人参，加银花、连翘，或去生姜，加荆芥、防风。

**3. 现代运用**

本方常用于治疗感冒、流行性感冒、支气管炎、风湿性关节炎、过敏性皮炎、湿疹、痢疾等。

**4. 注意事项**

本方是治疗小儿外感风寒湿邪同时伴有气虚证的方剂，成年人用时需增加剂量。方中含有甘草、人参，注意配伍禁忌。

## 再造散

[方　源]　《伤寒六书》

[组　成]　黄芪、桂枝、熟附、羌活、防风、川芎、煨生姜各二两，人参一两，细辛七分，甘草五分。

[制用法]　水二盅，加枣二枚，煎至一盅，槌法再加炒芍药一撮，煎三沸，温服。夏月加黄芩、石膏，冬月不必加。

[功　效]　助阳益气，散寒解表。

[主　治]　阳气虚弱，外感风寒表证。恶寒发热，头颈强痛，无汗肢冷，面色苍白，语声低微，舌淡苔白，脉沉无力或浮大无力等。

👉 运用

**1. 辨证要点**

本方是治疗阳虚外感风寒证的常用方，临床以恶寒重、发热轻、无汗肢冷、舌淡苔白、脉浮大无力为辨证要点。

# 黄 芪

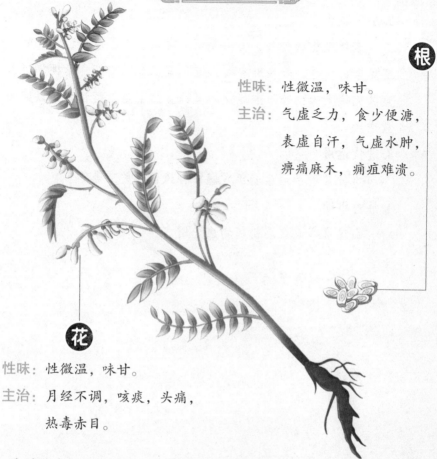

**根**

性味：性微温，味甘。
主治：气虚乏力，食少便溏，
　　　表虚自汗，气虚水肿，
　　　痹痛麻木，痈疽难溃。

**花**

性味：性微温，味甘。
主治：月经不调，咳痰，头痛，
　　　热毒赤目。

产地分布：多为栽培，生长于向阳的草地中，分布于东北、华北、
　　　　　西北等地。

成熟周期：9-11月或春季冬芽萌动前采挖。

形态特征：主根肥厚、圆柱形，稍带木质，不易折断。嫩枝有细棱，
　　　　　有柔毛。叶互生，单数羽状复叶，小叶片椭圆形或长圆状
　　　　　卵形，顶端钝圆或微凹，叶面绿色，无毛，叶背有伏贴的
　　　　　白色柔毛；托叶离生，卵形，无小托叶。总状花序生于枝
　　　　　顶或叶腋；黄色或淡黄色。果为荚果，半椭圆形，稍扁，
　　　　　半透明膀胱状鼓起，顶端有刺尖，内有几粒黑色种子。

功　　效：补益脾肺，固表止汗，利尿消肿，托毒敛疮。

## 2.加减变化

若体表症状较轻，可去羌活、防风，宜加葱白、淡豆豉，避免辛散太过；若咳嗽有痰，宜加紫苏叶、前胡、桔梗等，以宣肺化痰止咳；若阳虚症状明显，宜加干姜、炙甘草，以回阳救逆。

## 3.现代运用

本方常用于治疗老年人感冒、风湿性关节炎等。

## 4.注意事项

血虚感寒或湿温初起均应忌用。

# 第五章

## 祛暑剂

祛暑剂是以祛暑清热或祛暑化湿之品为主，具有祛除暑邪、清热化湿等作用，主要治疗各种暑邪导致的病证的方剂。

暑邪病证有显著的季节特征，但基本都以火热为其阳性证候，常见病证包括身体发热、面色潮红、小便量少且红、舌红、脉数等。因此祛暑剂的组方原则是祛暑解表、清热利湿、养阴生津、益气和中等。

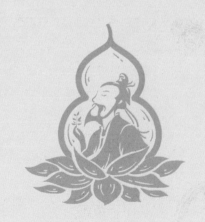

# 香薷散

[方　源]　《太平惠民和剂局方》

[组　成]　香薷一斤，炒白扁豆、姜厚朴各半斤。

[制用法]　上为粗末，每三钱，水一盏，入酒一分，煎七分，去滓，水中沉冷。连吃二服，不拘时候。

[功　效]　祛暑解表，化湿和中。

[主　治]　阴暑。恶寒发热，无汗，头重身痛，胸脘痞闷，腹痛吐泻，苔白腻，脉浮等。

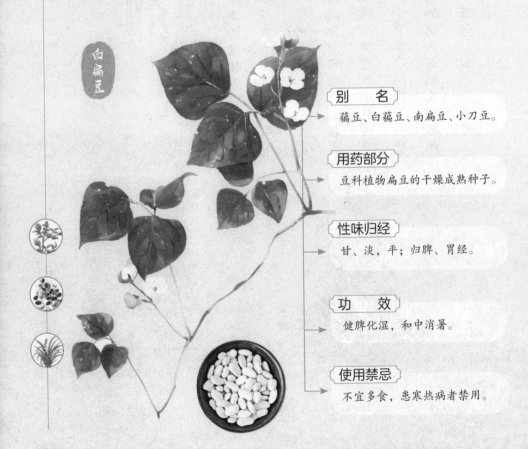

白扁豆

**别　名**
藊豆、白藊豆、南扁豆、小刀豆。

**用药部分**
豆科植物扁豆的干燥成熟种子。

**性味归经**
甘、淡，平；归脾、胃经。

**功　效**
健脾化湿，和中消暑。

**使用禁忌**
不宜多食，患寒热病者禁用。

## 运用

### 1. 辨证要点

本方是治疗夏夜乘凉饮冷，伤于寒湿之阴暑证的常用药方，临床以恶寒发热、头重身痛、无汗、胸闷，舌苔白腻、脉浮为辨证要点。

### 2. 加减变化

若在暑温初起时，又感到寒冷，同时有口渴、面色发红、发热胸闷，可加银花、连翘，用鲜扁豆花替换白扁豆；若因内热导致烦躁、皮肤蒸热、头痛而重、自汗肢倦，可加黄连；若患者本身就有脾虚、中气不足的情况，可加人参、白术、茯苓、橘红。

### 3. 现代运用

本方常用于治疗夏季感冒、急性胃肠炎、疱疹性咽炎等。

### 4. 注意事项

若属表虚有汗或中暑热，汗出、口渴、心烦、喘促，不宜使用本方；气虚胃弱、食少体倦的人，也不宜使用本方，否则本方温散之性恐怕会耗伤正气。

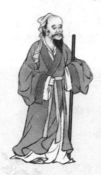

·中 医 小 知 识·

#### 和中

和中是一种中医理论与治疗方法，指调和、平衡脾胃功能，促进胃肠道消化吸收。中医理论中，脾胃是人体生成气血的主要器官，若经常暴饮暴食或者吃生冷、辛辣、刺激性强的食物，可能会对胃肠道黏膜造成刺激，引发脾胃功能失调，导致消化不良、食欲不振、腹胀、泛酸、嗳气等。

# 新加香薷饮

[方　源] 《温病条辨》

[组　成] 香薷、厚朴、连翘各二钱，金银花、鲜扁豆花各三钱。

[制用法] 水五杯，煮取二杯，先服一杯，得汗止后服，不汗再服，
服尽不汗，再作服。

[功　效] 祛暑解表，清热化湿。

[主　治] 暑温夹湿，复感于寒证。恶寒无汗，口渴面赤，头痛胸
闷，舌苔白腻，脉浮数等。

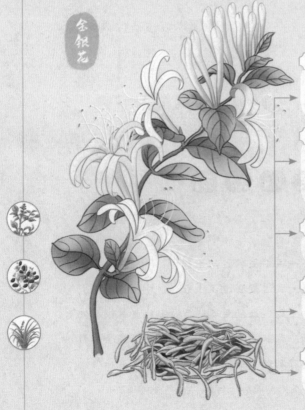

金银花

**别　名**

忍冬花、银花、金花、金藤花、
双花、双苞花、鹭鸶花。

**用药部分**

忍冬科植物忍冬、红腺忍冬、
毛萼忍冬等的干燥花蕾或初
开的花。

**性味归经**

性寒，味甘；归肺、心、胃经。

**功　效**

清热解毒，疏散风热。

**使用禁忌**

脾胃虚寒及气虚疮疡脓清者忌服。

**运用**

### 1. 辨证要点

本方是治疗暑温初起，复感于寒之中暑，同时又感到寒冷的常用药方，临床的辨证要点为发热头痛、恶寒无汗、口渴面赤、苔白腻、脉浮数，"汗不出者"是本方的使用重点。

### 2. 加减变化

若恶寒无汗症状严重，可加紫苏叶、荆芥，以增强发汗解表之力；若没有内湿症状，舌苔不腻，可去掉厚朴，以防辛香温燥之品损伤津液。

### 3. 现代运用

本方常用于治疗中暑、夏季感冒等。

## 清暑益气汤

[方　源] 《温热经纬》

[组　成] 西洋参、石斛、麦冬、黄连、淡竹叶、荷梗、知母、甘草、粳米、西瓜翠衣。（原书未注用量）

[制用法] 水煎服。

[功　效] 清暑益气，养阴生津。

[主　治] 暑热气津两伤证。身热汗多，心烦口渴，体倦少气，小便短赤，脉虚数等。

 **运用**

### 1. 辨证要点

本方是治疗夏日中暑、气津两伤之证的常用药方，临床的辨证要点为身热汗多、心烦口渴、体倦少气、脉虚数。

# 石 斛

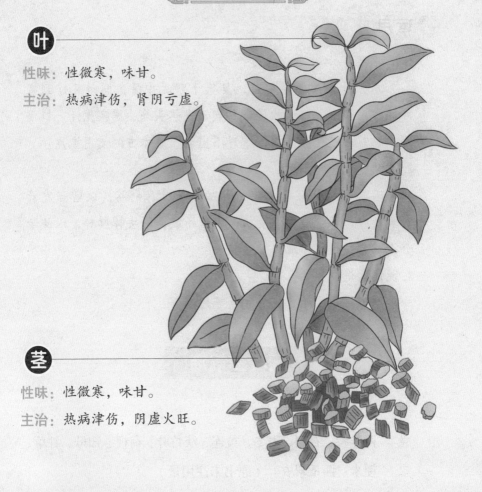

**叶**

性味：性微寒，味甘。

主治：热病津伤，肾阴亏虚。

**茎**

性味：性微寒，味甘。

主治：热病津伤，阴虚火旺。

产地分布：多生长于温暖、潮湿、半阴半阳的环境中。主要分布于
中国台湾、湖北、广西、四川、贵州、云南、西藏等地。

成熟周期：花期4-5月。

形态特征：茎丛生，直立，多节，叶无柄，近革质，叶脉平行，叶
鞘紧抱于节间，总状花序自茎节生出。苞片膜质，卵形。
花大，下垂。花萼及花瓣白色，末端淡红色。花瓣卵状
长圆形或椭圆形。

功　　效：生津养胃，滋阴清热，润肺益肾。

**2. 加减变化**

方中黄连味苦、性寒，容易损伤津液，若患者体内火热症状不重或津液损伤情况严重，可适当减少；若患者同时有湿邪症状，舌苔腻，应适当减少石斛、麦冬、知母等滋腻阴柔的药物。

**3. 现代运用**

本方常用于治疗中暑、小儿夏季发热等。

**4. 注意事项**

因方中同时伴有滋腻之品，故暑病夹湿者忌用。

## 桂苓甘露散

[方　源]　《黄帝素问宣明论方》

[组　成]　滑石四两，泽泻、茯苓各一两，官桂、猪苓、白术各半两，炙甘草、石膏、寒水石各二两。

[制用法]　上药为末，每服三钱，温汤调下，新水亦得，生姜汤尤良。小儿每服一钱，用如上法。

[功　效]　清暑解热，化气利湿。

[主　治]　暑湿俱盛，证情较重。发热头痛，烦渴引饮，小便不利等。

 运用

**1. 辨证要点**

本方是祛暑利湿的常用药方，临床辨证要点为发热头痛、烦渴引饮、小便不利。

祛暑剂

第五章

## 2. 加减变化

若暑热症状较轻，可减少石膏、寒水石的用量，或替换为西瓜翠衣、芦根、竹叶；若有水湿中阻的症状，如呕吐、恶心、腹胀，可加藿香、佩兰，以芳香化湿；若水泻暴注，可去猪苓，减少三石的用量，可加人参、藿香、葛根、木香等。

## 3. 现代运用

本方常用于治疗中暑、尿路感染等。

## 4. 注意事项

因本方清暑利湿的功效较强，主要适用于暑热盛、湿邪重之暑湿重症。若是一般的伤暑轻证，或者汗泻过多，气液大伤，均忌用本方。

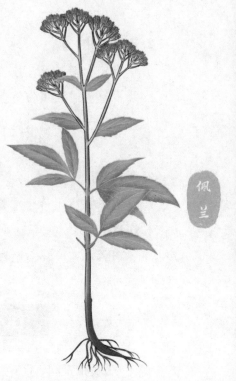

佩兰

# 第六章 温里剂

温里剂是以温热之品为主要成分，具有温中祛寒、回阳救逆、散寒通脉等作用，主要用于治疗里寒证的一类方剂。

里寒证有多种成因，可能是外寒入侵体内所致，也可能是过度摄入寒凉的食物，损伤阳气所致。由于里寒证的发病部位有脏腑经络之别，可大致分为温中祛寒、回阳救逆、温经散寒三种类型。

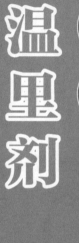

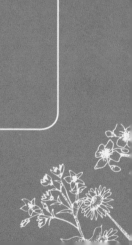

# 参附汤

[方　源]　《正体类要》

[组　成]　人参四钱,附子(炮,去皮、脐)三钱。

[制用法]　上药咬咀,分作三服,水二盏,加生姜十片,煎至八分,
去滓,食前温服。

[功　效]　回阳益气,固脱。

[主　治]　元气大亏,阳气暴脱证。四肢厥逆,冷汗淋漓,呼吸微
弱,脉微欲绝。

## ☞ 运用

### 1. 辨证要点

本方是益气救脱的常用药方,临床以手足厥逆、冷汗淋
漓、呼吸微弱、脉微欲绝为辨证要点。

### 2. 加减变化

若治疗大汗淋漓、呼吸微弱、面色苍白、脉微细的患者,
可去附子,名为"独参汤";若为了益气固表,治疗阳虚自汗,
可去人参,加黄芪,名为"芪附汤"。

### 3. 现代运用

本方常用于抢救休克及治疗慢性心力衰竭、病态窦房结
综合征、新生儿硬肿症、婴幼儿哮喘等。

### 4. 注意事项

方中人参不适合用党参替代。病情危急者,应增加人
参、附子的用量,连续服用。如果患者因休克无法口服,可
鼻饲。

# 人参

性味：性微寒，味甘。

主治：体虚乏力，头昏失眠，胸闷气短。

性味：性微寒，味苦、甘。

主治：气虚咳嗽，暑热烦躁。

性味：性微寒，味甘、微苦。

主治：补五脏，安精神。

产地分布：多为栽培，分布于吉林、辽宁、黑龙江，以及山东、山西、湖北等地。

成熟周期：花期5-6月，果期7-8月。

形态特征：主根肥壮、肉质，圆柱形或纺锤形，外皮淡黄色或淡黄白色，下端常分叉。茎直立，单生，圆柱形，无毛。叶轮生，小叶片卵圆形、倒卵圆形或椭圆形。花淡黄绿色，果实扁肾形，鲜红色。种子肾形，乳白色。

功　　效：大补元气，补脾益肺，安神益智。

# 小建中汤

[方　源]　《伤寒论》

[组　成]　桂枝（去皮）、生姜（切）各三两，芍药六两，炙甘草二两，大枣（擘）十二枚，胶饴一升。

[制用法]　上六味，以水七升，先煮五味，取三升，去滓，内胶饴，更上微火消解，温服一升，日三服。

[功　效]　温中补虚，和里缓急。

[主　治]　中焦虚寒，肝脾不和证。虚劳里急，腹中时痛，喜温喜按，按之则痛减；或心中悸动，虚烦不宁，面色无华；或手足烦热，四肢酸痛，咽干口燥；舌淡苔白，脉细弦。

## 👉 运用

### 1. 辨证要点

本方是治疗中焦虚寒、肝脾不和证的常用药方，临床以腹中拘急疼痛、喜温喜按、舌淡、脉细弦为辨证要点。

### 2. 加减变化

若感到十分寒冷，多用桂枝、生姜；若偏血虚，可加当归；若虚损甚而偏气虚，可加黄芪；若营阴不守，出现自汗、心悸、虚烦不寐的症状，可加酸枣仁、浮小麦。

### 3. 现代运用

本方常用于治疗胃及十二指肠溃疡、消化性溃疡、慢性胃炎、慢性肝炎、神经衰弱、再生障碍性贫血、功能性发热、小儿肠系膜淋巴结炎等。

# 大建中汤

[方　源] 《金匮要略》

[组　成] 蜀椒二合，干姜四两，人参二两。

[制用法] 上三味，以水四升，煮取二升，去滓，内胶饴一升，微火煮取一升半，分温再服，如一炊顷，可饮粥二升，后更服，当一日食糜，温覆之。

[功　效] 温中补虚，降逆止痛。

[主　治] 中阳衰弱，阴寒内盛证。脘腹剧痛，手足厥冷，呕不能食，舌淡苔白，脉细沉紧等。

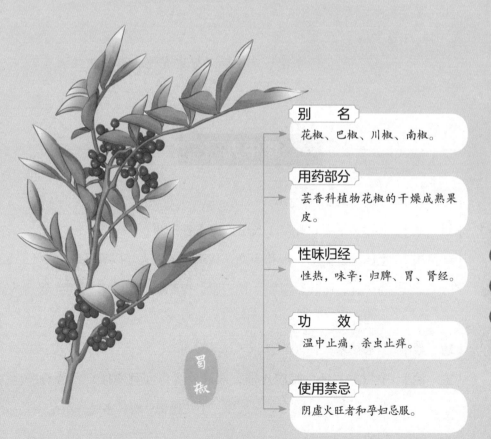

蜀椒

**别　名**
花椒、巴椒、川椒、南椒。

**用药部分**
芸香科植物花椒的干燥成熟果皮。

**性味归经**
性热，味辛；归脾、胃、肾经。

**功　效**
温中止痛，杀虫止痒。

**使用禁忌**
阴虚火旺者和孕妇忌服。

## 运用

**1. 辨证要点**

症状表现为腹痛剧烈累及胸脘、呕吐不能饮食、手足厥冷、舌质淡、苔白滑、脉细沉紧。

**2. 加减变化**

若咳嗽，可加蜜紫菀、蜜款冬花；若咳血，可加阿胶珠；若心悸气短、自汗盗汗，可加黄芪；若遗精泄泻，可加龙骨、牡蛎；若怔忡，加茯神。

**3. 现代运用**

本方常用于治疗小儿功能性便秘、胃溃疡、粘连性肠梗阻、胃肠痉挛、急性胃炎、疝气绞痛、消化性溃疡等。

**4. 注意事项**

阴虚、寒凝气滞者不宜使用。方中含有人参，应注意配伍禁忌。

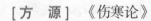

# 理中丸

[方　源]　《伤寒论》

[组　成]　人参、干姜、甘草（炙）、白术各三两。

[制用法]　上四味，捣筛，蜜和为丸，如鸡子黄许大。以沸汤数合，和一丸，研碎，温服，日三服，夜二服。腹中未热，益至三四丸。

[功　效]　温中祛寒，补气健脾。

[主　治]　中焦虚寒证。脘腹疼痛，腹满食少，吐利冷痛，舌淡苔白，脉沉等，兼变证有失血、小儿慢惊、病后多唾、霍乱、胸痹等。

##  运用

### 1. 辨证要点

本方是治疗脾胃虚寒证的基础药方，临床辨证要点为脘腹疼痛、喜温喜按、下利、畏寒肢冷、舌淡苔白、脉沉。

### 2. 加减变化

本方根据病情的轻重缓急，可分别选用丸剂或汤剂。若寒证严重，多用干姜；若虚证严重，多用人参；若脾胃虚寒，风冷相乘，出现心痛、霍乱吐利、转筋，可加附子；若胃部气机逆转，呕吐症状严重，可加生姜、半夏、砂仁；若寒湿下注，出现严重腹泻，应多用白术，并添加茯苓、薏米；若有饮食难以消化、咳唾痰涎，可加茯苓、半夏。

### 3. 现代运用

本方常用于治疗慢性胃肠炎、胃及十二指肠溃疡、胃下垂、胃痉挛、胃扩张、慢性结肠炎等。

### 4. 注意事项

本方药性偏温燥，阴虚舌淡内热者忌用。忌食桃、李、海藻、菘菜。

## 吴茱萸汤

[方　源]　《伤寒论》

[组　成]　吴茱萸一升，人参三两，生姜六两(切)，大枣十二枚(擘)。

[制用法]　上四味，以水七升，煮取二升，去滓，温服七合，日三服。

[功　效]　温中补虚，降逆止呕。

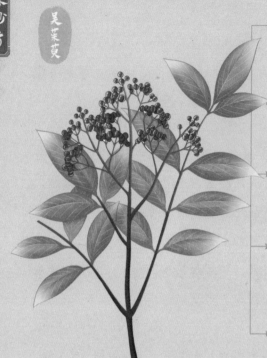

千家妙方

吴茱萸

**别　名**

吴萸、茶辣、辣子、臭辣子。

**用药部分**

芸香科植物吴茱萸、石虎、毛脉吴茱萸等的干燥近成熟果实。

**性味归经**

性热，味辛、苦；有小毒；归肝、脾、胃、肾经。

**功　效**

散寒止痛，降逆止呕，助阳止泻。

**使用禁忌**

阴虚、体内有热者和孕妇忌服。

[主　治]　肝胃虚寒，浊阴上逆证。食谷欲呕，胸膈满闷，畏寒喜
　　　　　热，胃脘疼痛，吞酸嘈杂；或厥阴头痛，干呕，吐涎沫；
　　　　　或少阴吐利，手足逆冷，烦躁不宁，舌淡苔白滑，脉沉
　　　　　弦或迟等。

👉 **运用**

1.辨证要点

　　临床以食后欲吐、头顶痛、畏寒肢凉、呕吐涎沫、舌淡
苔白滑、脉沉弦或迟为辨证要点。

2.加减变化

　　若患者胃气不降、呕吐症状严重，可加半夏、砂仁；若

寒凝气滞、胃部疼痛严重，可加良姜、香附；若气血失和、头痛严重，可加川芎、当归；若是少阴病，出现呕吐、手脚寒冷，可加附子、干姜；若吐酸严重，可加煅瓦楞子、海螵蛸。

### 3. 现代运用

本方常用于治疗神经性呕吐、妊娠呕吐、慢性胃炎、神经性头痛、耳源性眩晕等。

### 4. 注意事项

郁热胃痛、阴虚呕吐、呕吐吞酸，或肝阳上亢导致头痛的患者，禁用本方。对于呕吐较为严重的患者，服药时应采取冷服法，以免出现呕吐。

## 当归四逆汤

[方　源]　《伤寒论》

[组　成]　当归、桂枝、芍药、细辛各三两，炙甘草、通草各二两，大枣二十五枚（擘）。

[制用法]　上七味，以水八升，煮取三升，去滓，温服一升，日三服。

[功　效]　温经散寒，养血通脉。

[主　治]　血虚寒厥证。手足厥寒，或肢体疼痛，口不渴，舌淡苔白，脉沉细或细欲绝等。

### 运用

#### 1. 辨证要点

本方是温经散寒、养血通脉的常用药方，临床以手足厥冷、肢节寒痛、舌淡、脉细涩或迟为辨证要点。

### 2.加减变化

若经脉寒凝较重，腰、股、腿、足冷痛，可加川乌；若寒凝厥阴，妇女经期错后或痛经，可加川芎、乌药、香附；若血脉瘀滞，肢端青紫，可加桃仁、红花。

### 3.现代运用

本方常用于治疗肩周炎、风湿性关节炎、冻疮、雷诺病或雷诺现象、血栓闭塞性脉管炎、小儿下肢麻痹及妇女痛经等。

### 4.注意事项

少阴阳虚寒厥者、孕期人群，禁用本方。当服用一段时间病情缓解后，如果继续服用可能会导致药物副作用，造成肝肾损伤。建议在专业医生的指导下服用当归四逆汤，不可以盲目服用，避免出现药物副作用。

## 回阳救急汤

[方　源]　《伤寒六书》

[组　成]　熟附子、干姜、人参、甘草（炙）、白术（炒）、肉桂、陈皮、五味子、茯苓、半夏（制）。（原著本方无用量）

[制用法]　水二盅，姜三片，煎之，临服入麝香三厘调服。中病以手足温和即止，不得多服。

[功　效]　回阳固脱，益气生脉。

[主　治]　寒邪直中三阴，真阳衰微证。四肢厥冷，神衰欲寐，吐泻腹痛，口不渴，舌淡苔白，脉沉微等。

# 肉 桂

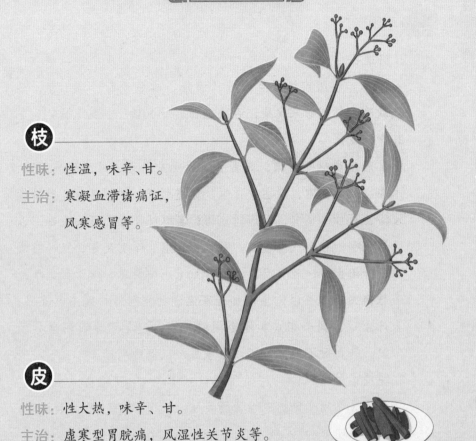

## 枝

性味：性温，味辛、甘。

主治：寒凝血滞诸痛证，
风寒感冒等。

## 皮

性味：性大热，味辛、甘。

主治：虚寒型胃脘痛，风湿性关节炎等。

产地分布：多为栽培，生长于常绿阔叶林中，分布于福建、广西、
云南、广东等地。

成熟周期：花期4-9月，果期至次年2-3月。

形态特征：树皮灰褐色，芳香，幼枝略呈四棱形。叶互生，革质；
长椭圆形至近披针形；叶柄粗壮。圆锥花序腋生或近顶
生，被短柔毛；花小，黄绿色，椭圆形。浆果椭圆形或
倒卵形，先端稍平截，暗紫色，外有宿存花被。种子长
卵形，紫色。

功　　效：补火助阳，引火归元，散寒止痛，温经通脉。

**运用**

### 1. 辨证要点

本方临床辨证要点为吐泻腹痛、神衰欲寐、口不渴，四肢厥冷，甚则身寒战栗，舌淡苔白，脉沉微，甚或无脉。

### 2. 加减变化

若出现呕吐涎沫，或者下腹疼痛的情况，可加制吴茱萸、木香、醋延胡索，以温中止呕、促进行气、缓解疼痛；若持续泄泻，可加石榴皮，以涩肠止泻；若呕吐不止，可加生姜，以温胃止呕；若有气虚脱肛，可加蜜升麻、蜜黄芪等，以补益气血、升阳止泻；若有瘀血，可加三七、益母草，以活血化瘀；若脉搏微弱，可以适量添加苦寒滋润的猪胆汁，以清热降火、止汗止呕，调节相火和燥金间的平衡，避免阳虚而阴盛导致阳脱；若食欲不振，可加炒白扁豆，以健脾利湿。

### 3. 现代运用

本方常用于治疗急性胃肠炎吐泻过多、休克、心力衰竭等。

### 4. 注意事项

方中麝香用量不宜过大，应加入药液调服。肉桂应粉碎为末，并用药液冲服。人参需单独煎煮，兑服。本方是辛热峻剂，不宜过量，服药后，若手脚感到温和应停药。方中含有附子、肉桂、人参、甘草、姜、半夏，应注意配伍禁忌。方中含有麝香，运动员及相关人员慎用；孕产妇忌用。

# 第七章 双解剂

双解剂是可以同时治疗表层及内部病变的方剂，也叫表里双解剂。

对于表层和内部同时存在病变的情况，除非内部病情严重，否则一般应先治疗表层。而当表里病证相互影响，单纯治疗表证或内部都会导致表里病情无法缓解的情况下，才会采用双解剂。使用双解剂时，必须权衡表里病证的主次轻重，并以此调整表药与里药的配伍及用量。

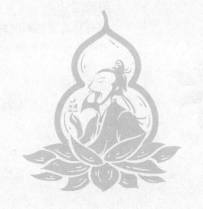

# 五积散

[方　源]　《仙授理伤续断秘方》

[组　成]　苍术、桔梗各二十两，枳壳、陈皮、麻黄各六两，厚朴、干姜各四两，芍药、白芷、川芎、当归、甘草、肉桂、茯苓、半夏各三两。

[制用法]　上除枳壳、肉桂两件外，余细锉，用慢火炒令色变，摊冷，入枳、桂令匀。每服三钱，水一盏，姜三片，煎至中盏热服。

[功　效]　发表温里，理气活血，化痰消积。

[主　治]　外感风寒，内伤生冷证。身热无汗、头身疼痛、肩背拘急、胸腹痞闷、呕吐恶食，以及妇女血气不调、心腹疼痛等。

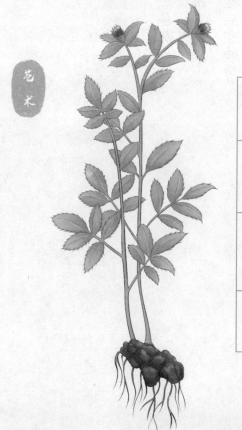

苍术

**别　名**
赤术、北苍术、南苍术、茅苍术。

**用药部分**
菊科植物北苍术、茅苍术（又称南苍术）的干燥根茎。

**性味归经**
性温，味辛、苦；归脾、胃、肝经。

**功　效**
燥湿健脾，祛风散寒，明目。

**使用禁忌**
不能与李子、桃子、菘菜、青鱼同服。

### 运用

**1.辨证要点**

本方是治疗外感风寒、内伤生冷证的常用药方，临床以脾胃宿冷、腹胁胀痛、胸膈停痰、肩背拘急、肢体怠惰、呕逆恶心、妇人血气不调、经候不调、心腹撮痛为辨证要点。

**2.加减变化**

若患者有心胁脐腹胀满刺痛、反胃呕吐、腹泻排出清谷的情况，可加煨姜、盐；若感觉寒热，或是身体不太热，四肢拘急，或手脚发凉，可加炒吴茱萸；若头痛体痛，恶寒发热，颈部背部疼痛，可加葱白、豆豉；若寒热不调，咳嗽喘满，可加大枣；若妇人难产，可加醋一合，随时可以服用。

**3.现代运用**

本方常用于治疗咳喘、腰痛、胃痛、坐骨神经痛、痛经等。

**4.注意事项**

若患者热重于湿，壮热烦渴，舌苔黄腻忌用。

## 葛根黄芩黄连汤

[方　源]　《伤寒论》

[组　成]　葛根半斤，黄芩、黄连各三两，炙甘草二两。

[制用法]　上四味，以水八升，先煮葛根，减二升，内诸药，煮取二升，去滓，分二次温服。

[功　效]　解表清里。

[主　治]　表邪未解，邪热入里证。身热，下利臭秽，胸脘烦热，口干而渴，舌红苔黄，脉数等。

# 葛 根

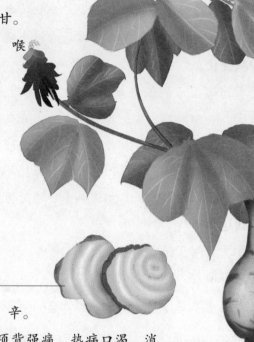

**叶**

性味：性凉，味辛、甘。

主治：烦热，口渴，喉
    痹，疖疮。

**根**

性味：性平，味甘、辛。

主治：外感头痛，项背强痛，热病口渴，消
    渴，麻疹不透，热泻热痢，酒毒伤中。

产地分布：多生长于山坡草丛较阴湿处，分布于全国大部分地区（西
    藏、新疆除外）。

成熟周期：花期9~10月，果期11~12月。

形态特征：块根呈圆柱形，肥厚，外皮灰黄色，内部粉质，纤维性
    很强。植株全体密生棕色粗毛。叶互生，柄长，叶片菱
    状圆形。秋季开花，花密，小苞片卵形或披针形；花冠
    蝶形，紫红色。

功　　效：解表退热，生津，透疹，升阳止泻。

## 运用

### 1. 辨证要点

本方是治疗热痢、热泻的常用药方，无论有无表证，临床辨证要点都是身热下利、舌红苔黄、脉数。

### 2. 加减变化

若腹痛，则加炒白芍；若里急后重，则加木香、槟榔；若同时伴有呕吐，则加半夏、竹茹；若有食滞症状，则加焦三仙。

### 3. 现代运用

本方常用于治疗胃肠型感冒、急性肠炎、肠伤寒、细菌性痢疾等。

### 4. 注意事项

虚寒下利而不发热、脉沉迟或微弱者忌用。

## 疏凿饮子

[方　源]　《严氏济生方》

[组　成]　泽泻、炒赤小豆、商陆、羌活、大腹皮、椒目、木通、秦艽、槟榔、茯苓皮各等份。

[制用法]　上吹咀，每服四钱，水一盏半，加生姜五片，煎至七分，去滓温服，不拘时候。

[功　效]　解表攻里，泻下逐水，疏风发表。

[主　治]　水湿壅盛证。遍身肿满，气喘，烦躁口渴，二便不利，脉沉迟等。

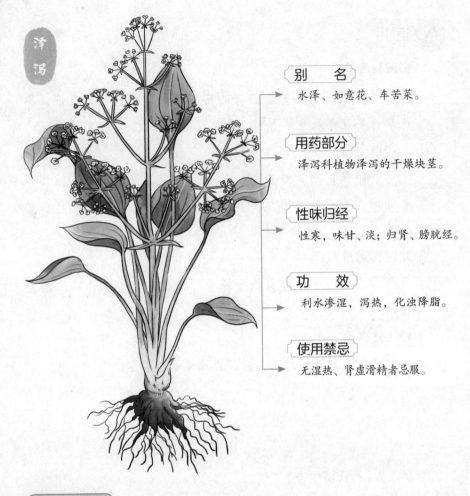

泽泻

**别名**
水泽、如意花、车苦菜。

**用药部分**
泽泻科植物泽泻的干燥块茎。

**性味归经**
性寒，味甘、淡；归肾、膀胱经。

**功效**
利水渗湿，泻热，化浊降脂。

**使用禁忌**
无湿热、肾虚滑精者忌服。

👉 **运用**

**1. 辨证要点**

　　本方有通利二便以及发表的功效，是治疗水湿壅盛、表里同病的阳水实证的常用药方，临床以一身尽肿、口渴、二便不利为辨证要点。

**2. 加减变化**

　　若水邪迫肺，导致呼吸急促比较严重，加葶苈子、杏仁，以泻肺行水、降逆平喘。

3. 现代运用

　　本方常用于治疗痛风性关节炎、恶性腹腔积液、原发性肾病综合征等。

4. 注意事项

　　孕妇及阴水证忌用本方。

## 厚朴七物汤

[方　源]　《金匮要略》

[组　成]　厚朴半斤，甘草、大黄各三两，大枣十枚，枳实五枚，桂枝二两，生姜五两。

[制用法]　上七味，以水一斗，煮取四升，温服八合，日三服。

[功　效]　解肌散寒，和胃泻肠。

[主　治]　①太阳中风证与阳明热证相兼。腹痛，腹满，发热，恶风寒，大便硬或不大便，脉浮数等。

　　　　　②阳明肠胃寒证。腹满，腹痛，且以胀为主，大便不畅，舌淡，脉沉等。

### 运用

1. 辨证要点

　　本方临床以发热、腹满、大便不畅、脉浮数为辨证要点。

2. 加减变化

　　若有呕吐的情况，则加半夏五合；若下利，则去大黄；若感到寒冷，则加生姜至半斤。

3. 现代运用

　　本方常用于治疗肠胃型感冒、肠痉挛、胃痉挛、痔疮、

第七章

慢性结肠炎、慢性胃肠炎或溃疡，以及老年人习惯性便秘等。

**4.注意事项**

忌食海藻、菘菜、生葱、羊肉。

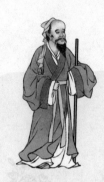

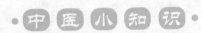·中医小知识·

### 解肌

解肌是中医中一种解除肌表症状的治疗方法。当人体受到风寒邪气的侵袭时，外邪侵袭皮肤，导致腠理闭塞不通，出现恶寒，头项、肢体肌肉强痛等症状。通常使用具有解表散寒作用的中药，可以使药物作用于皮肤、肌肉，减轻肌肉疼痛，从而达到解肌的效果。此外，解肌还具有疏通肌肉经络，使经络气血畅通的作用。

# 第八章
## 补益剂

补益剂是以补虚之品为主要成分，具有补益人体气、血、阴、阳，增强脏腑功能等作用，主治各种虚证的方剂。

虚证的成因既与先天体质不足有关，也与后天营养失衡有关，主要包括气虚、血虚、气血两虚、阴虚、阳虚、阴阳两虚六种情况，因此补益剂也相应地分为补气、补血、气血双补、补阴、补阳、阴阳双补六类。

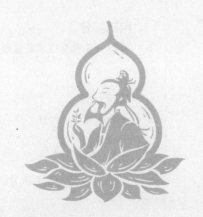

# 参苓白术散

[方　源]　《太平惠民和剂局方》

[组　成]　人参、白茯苓、白术、山药、炒甘草各二斤，炒白扁豆一斤半，莲子肉、薏苡仁、缩砂仁、炒桔梗各一斤。

[制用法]　上药共为细末，每服二钱，枣汤调下，小儿用量按岁数加减服之。

[功　效]　益气健脾，渗湿止泻。

[主　治]　脾虚夹湿证。面色萎黄，四肢乏力，饮食不化，胸脘痞闷，肠鸣泄泻，舌苔白腻，脉虚缓等。

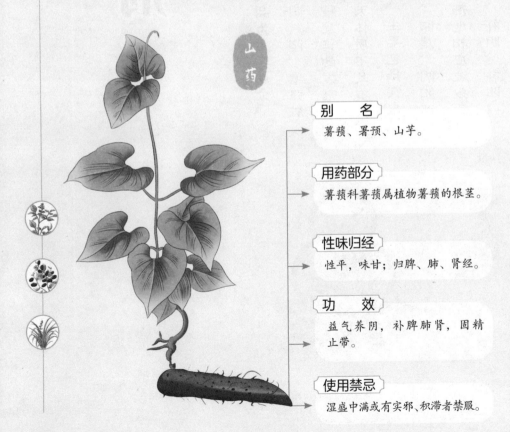

山药

**别　名**
薯蓣、署预、山芋。

**用药部分**
薯蓣科薯蓣属植物薯蓣的根茎。

**性味归经**
性平，味甘；归脾、肺、肾经。

**功　效**
益气养阴，补脾肺肾，固精止带。

**使用禁忌**
湿盛中满或有实邪、积滞者禁服。

千家妙方

086

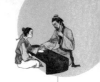

##  运用

### 1. 辨证要点

本方药性平和、温而不燥，是治疗脾胃气虚症状的常用方，临床以泄泻、食少、舌苔白腻、脉虚缓等为辨证要点。

### 2. 加减变化

若同时伴有中焦虚寒导致的腹痛，喜欢温暖、按压，则加干姜、肉桂；若食欲减退、食量减少，则加焦三仙；若咳痰色白量多，则加半夏、橘红。

### 3. 现代运用

本方常用于治疗慢性胃肠炎、贫血、肺结核、慢性支气管炎、慢性肾炎、妇女带下清稀量多等。

# 生脉散

[方　　源]　《医学启源》

[组　　成]　人参、麦冬各五分，五味子七粒。

[制用法]　长流水煎，不拘时服。

[功　　效]　益气生津，敛阴止汗。

[主　　治]　①气阴两虚证。干咳少痰，短气自汗，口干舌燥，脉虚细等。

②暑热耗气伤阴证。汗多神疲，气短懒言，咽干口渴，脉虚数等。

##  运用

### 1. 辨证要点

本方是治疗气阴两虚证的常用药方，临床以体倦气短、

补益剂

第八章

# 麦 冬

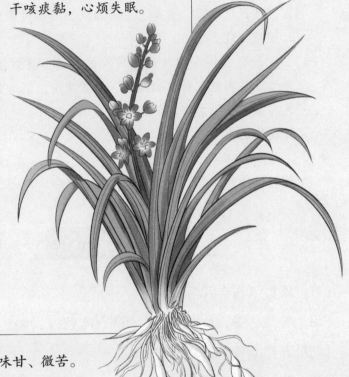

**叶**

性味：性平，味甘。

主治：阴虚肺燥，干咳痰黏，心烦失眠。

**根**

性味：性微寒，味甘、微苦。

主治：心烦失眠，咽喉疼痛，
肠燥便血。

产地分布：多生长于林下或溪旁，分布于江西、湖北、湖南、浙江、
四川、江苏、云南等地。

成熟周期：花期5-8月，果期7-9月

形态特征：地下具细长匍匐枝。须根顶端或其一部分膨大成肉质的
块根。叶多数丛生，窄线形。花多数淡紫色花。浆果球形，
蓝黑色。夏季，切取带须的块根，晒至全干，除去须根。

功　　效：养阴生津，润肺清心。

汗出神疲、舌红少苔、脉细弱为辨证要点。

## 2. 加减变化

若元气大虚，可用红参或别直参；若阴虚症状明显，可选择生晒参、西洋参；若是气阴不足但尚未达到虚脱的轻证，可用党参或太子参代替人参；若阴虚生热，五心烦热，加生地、知母、鳖甲；若肺阴不足，干咳无痰，病久不愈，可适量添加生地、熟地、玄参；若出汗较多，可适量添加山茱肉、麻黄根、煅龙骨、煅牡蛎等。

## 3. 现代运用

本方常用于治疗冠心病心绞痛、急性心肌梗死、肺结核、慢性支气管炎等。

## 4. 注意事项

本方兼具补益及收敛的功效，应用于治疗正虚无邪的患者。如果外邪尚未除尽，则不宜过早使用本方。

## 八珍汤

[方　源] 《瑞竹堂经验方》

[组　成] 人参、白术、白茯苓、当归、川芎、白芍、熟地黄、炙甘草各一两。

[制用法] 上㕮咀，每服三钱，水一盏半，加生姜五片，大枣一枚，煎至七分，去滓，不拘时候，通口服。

[功　效] 益气补血。

[主　治] 气血两虚证。面色苍白或萎黄，心悸怔忡，四肢倦怠，饮食减少，舌淡苔薄白，脉细弱或虚大无力等。

# 白木

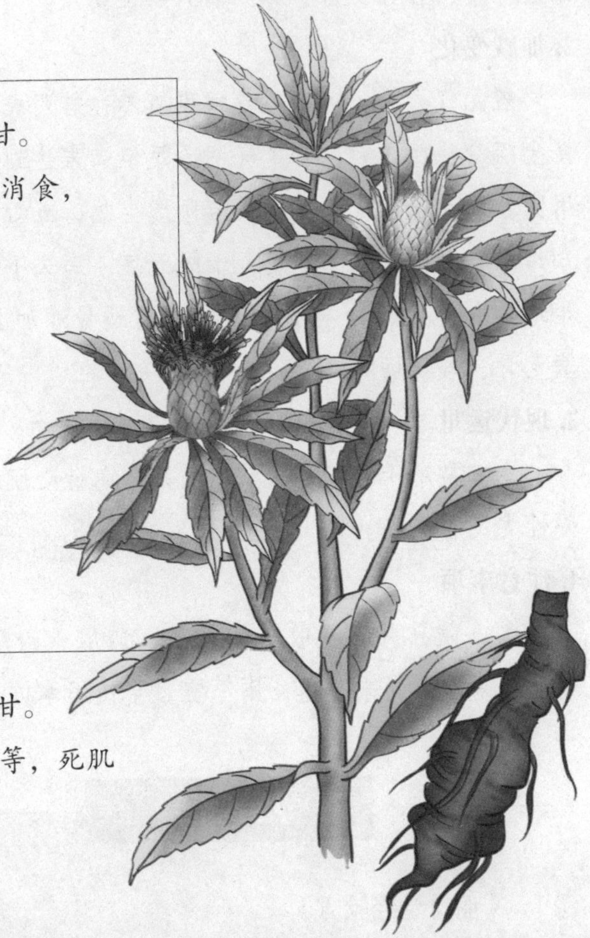

**蕊**

性味：性温，味甘。

主治：能止汗，消食，
除热。

**叶**

性味：性温，味甘。

主治：风寒湿痹等，死肌
痉疸。

产地分布：多为栽培，生长于山坡草地及山坡林下，分布于浙江、
安徽、湖北、湖南、江西等地。

成熟周期：花期9-10月，果期10-11月。

形态特征：茎直立。叶互生，裂片椭圆形至卵状披针形，顶端裂片
最大，边缘有刺状齿，叶柄长；茎上部叶分裂或不分裂，
叶柄渐短。头状花序顶生，总苞钟状，基部有羽状深裂
的叶状苞片；花管状，花冠紫色。瘦果表面有黄白色茸
毛，冠毛羽状。

功　　效：健脾益气，燥湿利尿，止汗，安胎。

☞ 运用

**1. 辨证要点**

本方是治疗气血两虚证的常用药方，临床以气短乏力、眩晕心悸、舌淡、脉细无力为辨证要点。

**2. 加减变化**

若患者气短乏力明显、气虚偏重，可多加人参，并适量添加黄芪等，以增补气的功效；若眩晕心悸明显、血虚偏重，可多加熟地黄，并适量添加阿胶等，以加强补血的功效；若兼夜寐不宁，可加酸枣仁、五味子，以宁心安神；若有脘腹胀满，可加木香、砂仁，以理气和中。

**3. 现代运用**

本方常用于治疗病后虚弱，以及慢性疲劳综合征等各种慢性病，还可用于治疗妇女功能性子宫出血、月经不调等。

## 炙甘草汤

[方　源]　《伤寒论》

[组　成]　生地黄一斤，炙甘草四两，生姜（切）、桂枝（去皮）各三两，人参、阿胶各二两，麦冬（去心）、麻仁各半升，大枣（擘）三十枚。

[制用法]　上九味，以清酒七升，水八升，先煮八味，取三升，去滓，纳阿胶烊消尽，温服一升，日三服。

[功　效]　滋阴养血，益气温阳，复脉定悸。

[主　治]　①阴血不足证。脉结代，心动悸，虚羸少气，舌光少苔或质干而瘦小等。

②虚劳肺痿证。咳嗽，涎唾多，形瘦短气，虚烦不眠，自汗盗汗等。

 运用

### 1. 辨证要点

本方临床以脉结代、心动悸、虚羸少气、舌光少苔为辨证要点。

### 2. 加减变化

若偏于阴血不足，多用地黄、麦冬；若心阳偏虚，将桂枝换为肉桂，再加附子，以增强温心阳的功效；若阴虚而内热严重，将人参换为南沙参，并去掉桂枝、生姜、大枣，适量添加黄柏、知母，这样可以更好地滋阴液、降虚火。

### 3. 现代运用

本方常用于治疗功能性心律失常、冠心病、风湿性心脏病、病毒性心肌炎、甲状腺功能亢进等。

### 4. 注意事项

方中地黄用量应多加，以发挥滋阴养血的功效。方中含有人参、甘草，应注意配伍禁忌。本方药物性质甘温滋补，阴虚内热者慎用；中虚湿阻、便溏胸痞者不宜服用。

## 六味地黄丸

[方　源]　《小儿药证直诀》

[组　成]　熟地黄八钱，山茱萸、干山药各四钱，泽泻、牡丹皮、茯苓各三钱。

[制 用 法] 　上为末，炼蜜为丸，如梧桐子大。空腹温水化下三丸。

[功　　效] 　滋阴补肾。

[主　　治] 　肾阴精不足证。腰膝酸软，头晕目眩，耳鸣耳聋，盗汗，遗精，舌红少苔，脉沉细数等。

 运用

### 1. 辨证要点

本方是治疗肾阴虚的基础药方，临床辨证要点为腰膝酸软、头晕目眩、口燥咽干、舌红少苔、脉沉细数。

### 2. 加减变化

若患者阴虚火旺，骨蒸潮热，可加知母、黄柏；若患者阴虚血热，月经失调，出血严重，可加女贞子、旱莲草；若阴虚阳亢、头晕目眩，可加石决明、龟板；若患者肾虚，频繁气喘或打嗝，可加五味子；若患者肾阳不足、腰痛脚软、下半身发冷、腹部拘急、阳痿早泄，可加肉桂、附子；若肝肾阴虚、双眼模糊，或眼睛干涩、迎风流泪，可加枸杞子、菊花；若阴血亏虚、身体发热、烦躁、难以入眠、眼花耳鸣、口干舌燥，可加当归、芍药。

### 3. 现代运用

本方常用于治疗糖尿病、高血压病、慢性肾炎、神经衰弱、肺结核、甲状腺功能亢进、白内障、更年期综合征等。

### 4. 注意事项

脾虚泄泻者慎用。

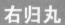 右归丸

[方　　源] 　《景岳全书》

[组　成] 熟地黄八两，山药、枸杞子、鹿角胶（炒珠）、菟丝子、
杜仲（姜炒）各四两，当归（便溏勿用）、山茱萸（微炒）
各三两，肉桂二两渐可加至四两，制附子自二两渐可加至
五六两。

[制用法] 先将熟地黄蒸烂杵膏，加余药炼蜜为丸，如梧桐子大。每
服百余丸，食前用滚汤或淡盐汤送下；或丸如弹子大，每
嚼服二三丸，以滚白汤送下。

[功　效] 温补肾阳，填精益髓。

[主　治] 肾阳不足，命门火衰证。气衰神疲，腰膝软弱，畏寒肢
冷，阳痿遗精，阳衰无子，舌淡苔白，脉沉迟等。

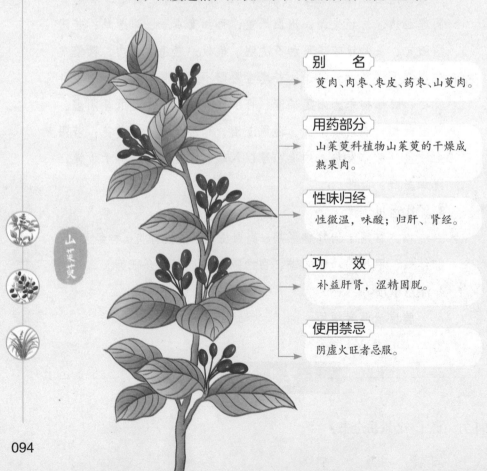

山茱萸

别　名
萸肉、肉枣、枣皮、药枣、山萸肉。

用药部分
山茱萸科植物山茱萸的干燥成
熟果肉。

性味归经
性微温，味酸；归肝、肾经。

功　效
补益肝肾，涩精固脱。

使用禁忌
阴虚火旺者忌服。

👉 **运用**

### 1. 辨证要点

本方是治疗精亏髓乏、命门火衰的常用药方，临床以气衰神疲、畏寒肢冷、腰膝酸软、脉沉迟为辨证要点。

### 2. 加减变化

若气衰神疲比较严重，可加人参，以大补元气；若阳痿，可加巴戟天、肉苁蓉、海狗肾等，以暖肾壮阳；若阳虚精滑或带下，可加补骨脂、金樱子、芡实等，以补肾固精；若腰膝冷痛，可加胡芦巴、仙茅、怀牛膝，以温肾强筋止痛。

### 3. 现代运用

本方常用于治疗老年骨质疏松症、肾病综合征、精少不育，以及贫血、白细胞减少症等。

### 4. 注意事项

证夹湿浊见苔腻者忌用。

## 龟鹿二仙胶

[方　源]　《医便》

[组　成]　鹿角（净用）十斤，龟板（去弦）五斤，人参十五两，枸杞子三十两。

[制用法]　上前二味袋盛，放长流水内浸三日，用铅坛一只，如无铅坛，底下放铅一大片亦可。将龟板放入坛内，用水浸，高三五寸，黄蜡三两封口，放入锅内，桑柴火煮七昼夜。煮时坛内一日添热水一次，勿令沸起，锅内一日夜添水五次，候角酥取出，洗，滤净去滓。其滓即鹿角霜、龟甲霜

# 枸杞子

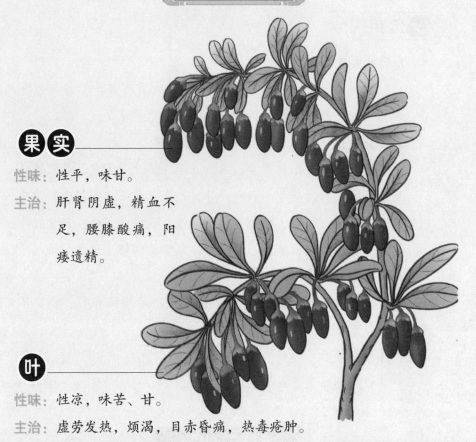

**果实**

性味：性平，味甘。

主治：肝肾阴虚，精血不
足，腰膝酸痛，阳
痿遗精。

**叶**

性味：性凉，味苦、甘。

主治：虚劳发热，烦渴，目赤昏痛，热毒疮肿。

产地分布：生长于低山坡、河边、路边等处。主要分布于华北、西
北等地。

成熟周期：花期5-10月，果期6-11月，10-12月采果。

形态特征：叶片为卵状菱形至卵状披针形。果实为长卵形或椭圆形，
顶端略尖，有小凸起状的花柱痕，基部有果柄痕。果皮
鲜红色或暗红色，较为柔韧，略带光泽，布满皱纹；果
肉厚、有黏性，内有种子。种子为扁肾形，棕黄色，气
微，味甜、微酸。

功　　效：滋补肝肾，明目，润肺。

也。将清汁另放。另将人参、枸杞子用铜锅以水三十六碗，熬至药面无水，以新布绞取清汁，将滓置石臼水捶捣细，用水二十四碗又熬如前；又滤又捣又熬，如此三次，以滓无味为度。将前龟、鹿汁并参、杞汁和入锅内，文火熬至滴水成珠不散，乃成胶也。每服初起一钱五分，十日加五分，加至三钱止，空心酒化下，常服乃可。

[功　效] 滋阴填精，益气壮阳。

[主　治] 真元虚损，精血不足证。全身瘦削，两眼昏花，腰膝酸软，阳痿遗精，久不孕育等。

### 运用

**1. 辨证要点**

本方是治疗阴阳气血俱虚证的常用药方，临床以腰膝酸软、两目昏花、阳痿遗精为辨证要点。

**2. 加减变化**

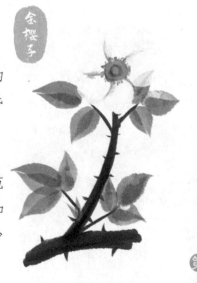

若频繁遗精，可加金樱子、沙苑子，以补肾固精；若头晕目眩，可加杭菊花、天麻，以息风止眩；若食少脘胀，则加陈皮、半夏以理气和中。

**3. 现代运用**

本方常用于治疗内分泌障碍引起的发育不良、神经衰弱、重症贫血、性功能减退等，对骨质疏松症等也有很好的疗效。

**4. 注意事项**

本方味厚滋腻，脾胃虚弱而食少便溏者忌用，或与健脾助运药一同服用。

## 参苓白术散

[方　源]　《太平惠民和剂局方》

[组　成]　人参、白茯苓、白术、山药、炒甘草各二斤，炒白扁豆一斤半，莲子肉、薏苡仁、缩砂仁、炒桔梗各一斤。

[制用法]　上药共为细末，每服二钱，汤调下，小儿用量按岁数加减服之。

[功　效]　益气健脾，祛湿理气。

[主　治]　脾虚夹湿证。面色萎黄，四肢乏力，饮食不化，胸脘痞闷，肠鸣泄泻，舌苔白腻，脉虚缓等。

### 👉 运用

**1. 辨证要点**

本方药性平和，温而不燥，是治疗脾胃气虚症状的常用方。临床以泄泻，或咳嗽、咳痰色白、舌苔白腻、脉虚缓等为辨证要点。

**2. 加减变化**

若同时伴有中焦虚寒导致的腹痛，喜欢温暖、按压，则加干姜、肉桂；若食欲减退、食量减少，则加焦三仙；若咳痰色白量多，则加半夏、橘红。

**3. 现代运用**

本方常用于治疗慢性胃肠炎、贫血、肺结核、慢性支气管炎、慢性肾炎、妇女带下清稀量多等。

**4. 注意事项**

湿热内蕴所致泄泻、厌食、水肿及痰火咳嗽者慎用。

# 第九章
## 固涩剂

固涩剂是以固涩之品为主要成分，具有敛汗、固脱、涩精、止泻等作用的方剂。

固涩剂主要用于治疗气、血、精、津液耗散滑脱等症状，如阳气虚弱、卫外不固导致汗出不止；肾虚不藏、精关不固或膀胱失约导致遗精滑泄、尿频遗尿等疾病。根据方剂作用不同，可分为固表止汗、敛肺止咳、涩肠固脱、涩精止遗、固崩止带等类型。

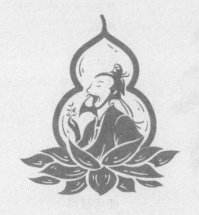

# 真人养脏汤

[方　源]　《太平惠民和剂局方》

[组　成]　人参、当归、白术各六钱，肉豆蔻（面裹煨）半两，肉桂、甘草（炙）各八钱，白芍一两六钱，木香一两四钱，诃子一两二钱，罂粟壳（去蒂萼蜜炙）三两六钱。

[制用法]　上药为粗末。每服二钱，水一盏半，煎至八分，去滓，食前温服。忌酒、生冷、鱼腥、油腻。

[功　效]　涩肠固脱，温补脾肾。

[主　治]　久泻久痢，脾肾虚寒证。泻痢无度，滑脱不禁，甚至脱肛坠下，脐腹疼痛，喜温喜按，舌淡苔白，脉迟细等。

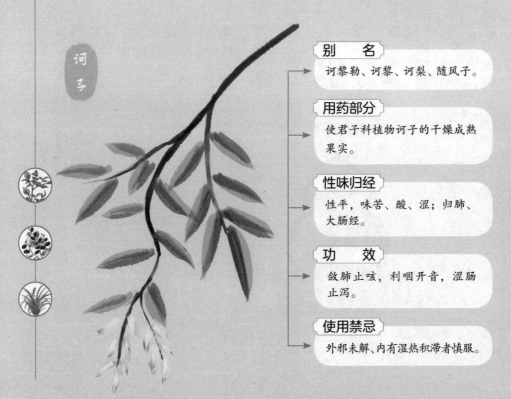

诃子

**别　名**
诃黎勒、诃黎、诃梨、随风子。

**用药部分**
使君子科植物诃子的干燥成熟果实。

**性味归经**
性平，味苦、酸、涩；归肺、大肠经。

**功　效**
敛肺止咳，利咽开音，涩肠止泻。

**使用禁忌**
外邪未解、内有湿热积滞者慎服。

## 🖝 运用

### 1. 辨证要点

本方是治疗泻痢日久、脾肾虚寒的常用药方，临床以腹痛喜温喜按、食少神疲、大便滑脱不禁、舌淡苔白、脉迟细为辨证要点。

### 2. 加减变化

若中气下陷并且同时出现脱肛坠下的情况，可加黄芪、升麻、柴胡，以益气升陷；若脾肾虚寒比较严重，表现为洞泄无度、完谷不化，可加炮附子、干姜、补骨脂；若脾肾虚寒、手足不温，可加附子，以温肾暖脾。

### 3. 现代运用

本方常用于治疗肠结核、慢性痢疾、慢性结肠炎、慢性肠炎等。

### 4. 注意事项

泻痢日久，但湿热仍然积聚在体内的，不宜使用本方。

---

## 四神丸

[方　　源]　《证治准绳》

[组　　成]　肉豆蔻二两，补骨脂四两，五味子二两，吴茱萸一两。

[制用法]　上药共为细末，以生姜四两、红枣五十枚同煮，取枣肉，和末为丸，空腹或食前温开水送下。

[功　　效]　温肾暖脾，涩肠止泻。

[主　　治]　脾肾阳虚之五更泻。久泻不愈，腹痛喜温，腰酸肢冷，神疲乏力，或五更泄泻，不思饮食，食不消化，舌淡苔薄

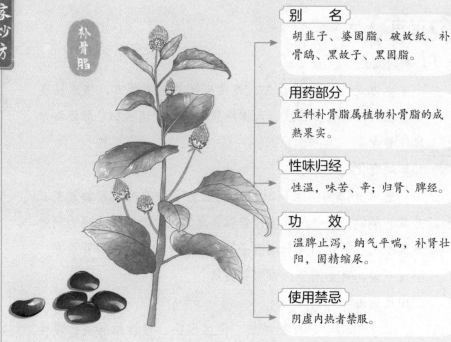

补骨脂

**别　名**

胡韭子、婆固脂、破故纸、补骨鸱、黑故子、黑固脂。

**用药部分**

豆科补骨脂属植物补骨脂的成熟果实。

**性味归经**

性温，味苦、辛；归肾、脾经。

**功　效**

温脾止泻，纳气平喘，补肾壮阳，固精缩尿。

**使用禁忌**

阴虚内热者禁服。

白，脉沉迟无力等。

## 👉 运用

**1. 辨证要点**

本方是治疗命门火衰、火不暖土所致五更泄泻或久泻的常用药方，临床以五更泄泻、食不消化、舌淡苔白、脉沉迟无力为辨证要点。

**2. 加减变化**

若久泻中气下陷而脱肛，可加黄芪、升麻，以益气升陷；脾肾阳虚见洞泄无度、畏寒肢冷，可加肉桂、附子、米壳等。

**3. 现代运用**

本方常用于治疗肠结核、慢性肠炎、慢性结肠炎、过敏性结肠炎等。

# 五味子

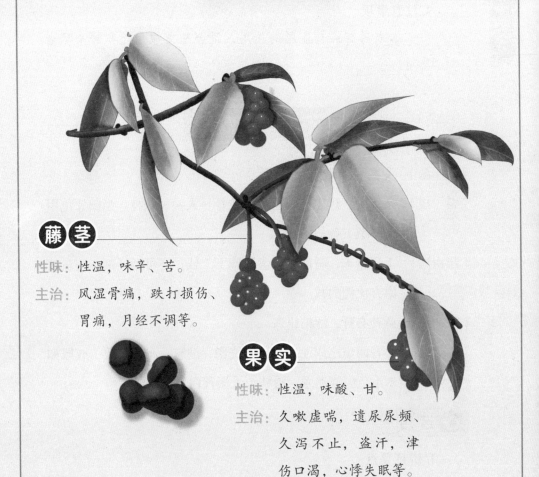

**藤茎**

性味：性温，味辛、苦。

主治：风湿骨痛，跌打损伤、
　　　胃痛，月经不调等。

**果实**

性味：性温，味酸、甘。

主治：久嗽虚喘，遗尿尿频、
　　　久泻不止，盗汗，津
　　　伤口渴，心悸失眠等。

产地分布：东北地区，河北、山西、宁夏、山东、陕西等地。

成熟周期：花期5-7月，果期9-10月。

形态特征：茎长4～8米，幼枝为红褐色，老枝为灰褐色，常起皱纹。
　　　　　叶倒卵形至椭圆形，生于老枝上的簇生，在幼枝上的互
　　　　　生。开乳白色或淡红色小花，有细长花梗。夏秋结浆果，
　　　　　球形，聚合成穗状，成熟时呈紫红色。

功　　效：敛肺、滋肾、生津、固涩。

**4. 注意事项**

本方具有温补涩肠的作用，适合睡前服用。积滞未尽者忌用。

## 桑螵蛸散

[方　源] 《本草衍义》

[组　成] 桑螵蛸、远志、石菖蒲、龙骨、人参、茯神、当归、龟甲（酥炙）各一两。

[制用法] 上药研末，睡前以人参汤调下二钱；亦可做汤剂，用量按原方比例酌减。

[功　效] 调补心肾，涩精止遗。

[主　治] 心肾两虚之尿浊证。心神恍惚，健忘，小便频数，或尿如米泔色，或遗尿，滑精，舌淡苔白，脉细弱等。

**运用**

**1. 辨证要点**

本方是治疗心肾两虚、水火不交证的常用药方，临床以尿频或遗尿、遗精、心神恍惚、舌淡苔白、脉细弱为辨证要点。尤其适用于小儿遗尿。

**2. 加减变化**

若患者失眠，可加酸枣仁、五味子，以宁心安神；若患者阳虚，可加附片、巴戟天等，以温壮肾阳。

**3. 现代运用**

本方常用于治疗糖尿病、神经衰弱、小儿尿频，以及遗尿、滑精等。

4.注意事项

　　下焦湿热或相火妄动导致小便频数、溺赤涩痛，或由脾肾阳虚导致尿频失禁，忌用本方。

# 固经丸

[方　源]　《丹溪心法》

[组　成]　黄芩（炒）、白芍（炒）、龟板（炙）各一两，椿树根皮七钱半，黄柏（炒）三钱，香附二钱半。

[制用法]　上为末，酒糊为丸，如梧桐子大，每服五十丸，空心温酒或白汤下。

[功　效]　滋阴清热，固经止血。

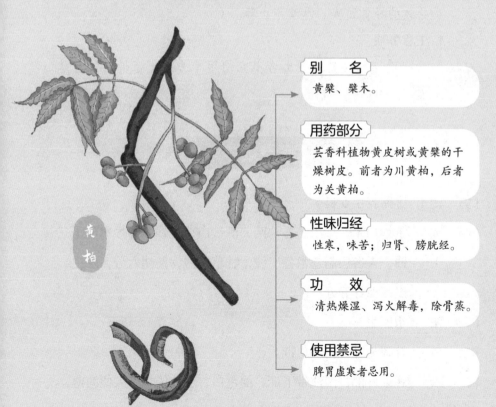

**别　　名**
黄檗、檗木。

**用药部分**
芸香科植物黄皮树或黄檗的干燥树皮。前者为川黄柏，后者为关黄柏。

**性味归经**
性寒，味苦；归肾、膀胱经。

**功　　效**
清热燥湿、泻火解毒，除骨蒸。

**使用禁忌**
脾胃虚寒者忌用。

黄柏

[主　治] 阴虚血热之崩漏证。经行不止，或下血量多，血色深红或
　　　　　紫黑黏稠，伴心胸烦热，腰膝酸软，舌红，脉弦数等。

## ☞ 运用

### 1. 辨证要点

本方是治疗阴虚血热之崩漏证的常用药方，临床以月经
崩漏、血色深红甚至紫黑稠黏、舌红、脉弦数为辨证要点。

### 2. 加减变化

若出血日久不止，可加龙骨、牡蛎、海螵蛸、茜草；若
虚热不甚，可去黄柏，适量添加女贞子、旱莲草。

### 3. 现代运用

本方常用于治疗功能性子宫出血、月经不调或慢性附件
炎导致的经量过多、淋漓不止等。

### 4. 注意事项

脾不统血之崩漏下血者不宜使用本方；虚寒性崩漏者忌
用本方。

## 完带汤

[方　源]　《傅青主女科》

[组　成]　土炒白术、炒山药各一两，酒炒白芍五钱，酒炒车前子三
　　　　　钱，人参、制苍术各二钱，甘草一钱，柴胡六分，陈皮、

　　　　　黑芥穗各五分。

[制用法]　水煎服。

[功　效]　补脾疏肝，化湿止带。

[主　治]　脾虚肝郁，湿浊带下证。面色白，肢体倦怠，大便溏薄，

带下色白，清稀无臭，舌淡苔白，脉缓或濡弱等。

## 运用

### 1.辨证要点

本方是治疗脾虚肝郁、湿浊下注之白带证的常用方剂，临床以带下清稀色白、舌淡苔白、脉濡缓为辨证要点。

### 2.加减变化

若带下日久，肾气亏虚导致腰膝酸痛，可加菟丝子、杜仲、川续断；若肾经虚寒而见带下清稀色白量多，可加鹿角霜、巴戟天；若肝气郁结，表现为胸胁疼痛，可加香附、青皮、川芎；若肝脉寒凝，表现为少腹疼痛，可加小茴香、乌药；若兼湿热而带下色黄味重，可加鸡冠花，蒲公英、土茯苓、泽泻、车前草。

### 3.现代运用

本方常用于治疗慢性阴道炎、慢性宫颈炎、盆腔炎、子宫附件炎等。

### 4.注意事项

湿热带下者不宜使用本方。

## 易黄汤

[方　源]　《傅青主女科》

[组　成]　山药（炒）、芡实（炒）各一两，黄柏（盐水炒）二钱，车前子（酒炒）一钱，白果十枚。

[制用法]　水煎服。

[功　效]　补脾益肾，清热祛湿，收涩止带。

[主　治]　脾肾虚弱，湿热带下。带下黏稠量多，色黄如浓茶汁，其

107

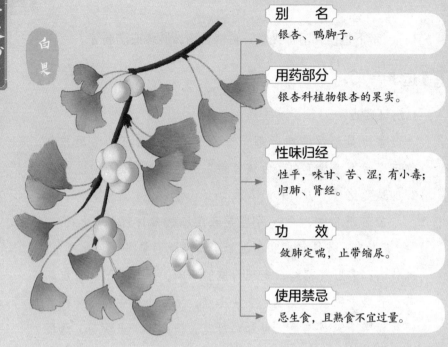

千家妙方

白果

**别　名**

银杏、鸭脚子。

**用药部分**

银杏科植物银杏的果实。

**性味归经**

性平，味甘、苦、涩；有小毒；归肺、肾经。

**功　效**

敛肺定喘，止带缩尿。

**使用禁忌**

忌生食，且熟食不宜过量。

气腥秽，舌红苔黄腻等。

👉 **运　用**

**1. 辨证要点**

本方临床以带下色黄、其气腥秽、舌苔黄腻为辨证要点。

**2. 加减变化**

若发热明显，可加苦参、败酱草、蒲公英，以清热解毒；若湿证明显，则加土茯苓、薏苡仁以祛湿；若带下不止，应加鸡冠花、墓头回以止带。

**3. 现代运用**

本方常用于治疗阴道炎、宫颈炎、宫颈糜烂、慢性盆腔炎等。

**4. 注意事项**

本方收涩的作用较为强烈，月经未至或将至时慎用；方中炒白果仁有毒性，不宜多服。

# 第十章

# 安神剂

安神剂是以安神之品为主要成分，具有镇定安神之功效，主治神志不安病症的方剂。

神志不安临床表现主要有心悸怔忡、烦躁惊狂、失眠健忘等。此类病变主要是由于心、肝、肾三脏功能紊乱。多是由于受到外界惊吓，导致肝火郁结，内扰心神或阴血不足，心神失养，治疗应采取补养安神的方法。

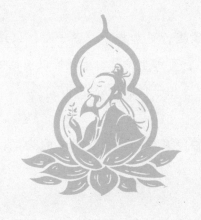

## 朱砂安神丸

[方　源]　《内外伤辨惑论》

[组　成]　朱砂（另研水飞为衣）五钱，黄连六钱，炙甘草五钱半，当归二钱半，生地黄一钱半。

[制用法]　上药除朱砂外，四味共为细末，汤浸蒸饼为丸，如黍米大。以朱砂为衣，每服十五丸或二十丸，津唾咽之，或温水，凉水少许送下亦得，食后服。

[功　效]　镇心安神，清热养血。

[主　治]　心火亢盛，阴血不足证。失眠多梦，心烦神乱，惊悸怔忡，舌尖红，脉细数等。

### 运用

**1. 辨证要点**

本方是治疗心火亢盛、阴血不足而致神志不安的常用药方，临床辨证要点为失眠、惊悸、舌红、脉细数。

**2. 加减变化**

若胸中烦热比较严重，可加栀子、莲子心，以增强清心除烦的功效；若兼惊恐，可加生龙骨、生牡蛎以镇惊安神；若失眠多梦，可加酸枣仁、柏子仁以养心安神。

**3. 现代运用**

本方常用于治疗神经衰弱、抑郁症引起的失眠、健忘、心悸、恍惚等。

**4. 注意事项**

方中朱砂含有硫化汞，有毒，不可加热，且不宜多服、

# 甘草

**头**

**性味**：性微寒，味甘。

**主治**：上部痈肿，小儿遗尿。

**根**

**性味**：性平，味甘。

**主治**：脾胃虚弱，倦怠乏力，心悸气短，脉
　　　结代，痈肿疮毒，咽喉肿痛，咳嗽
　　　痰多，挛急疼痛，食物、药物中毒。

**产地分布**：多生长于向阳干燥的草原、砂质土地，分布于东北、华北、
　　　　西北等地。

**成熟周期**：春天长苗，7月开花，8月结果。

**形态特征**：茎圆柱状；主根甚长，粗大，外皮红褐色至暗褐色。茎
　　　　直立，稍带木质。单数羽状复叶；小叶片卵圆形、卵状
　　　　椭圆形或近于圆形。总状花序腋生，花密集。种子扁圆
　　　　形或肾形，黑色光滑。

**功　　效**：益气补中，祛痰止咳，调和诸药。

久服。同时应避免与碘化物或溴化物同用，以免引起医源性
肠炎。

## 天王补心丹

[方　源]　《校注妇人良方》

[组　成]　生地黄四两，酒当归、五味、去心麦冬、天冬、柏子仁、
　　　　　炒酸枣仁各一两，人参、茯苓、玄参、丹参、桔梗、远志
　　　　　各五钱。

[制用法]　上为末，炼蜜为丸，如梧桐子大，用朱砂为衣，每服
　　　　　二三十丸，临卧，竹叶煎汤送下。

[功　效]　滋阴养血，补心安神。

[主　治]　阴虚血少，神志不安证。症见心悸怔忡，失眠健忘，梦
　　　　　遗，手足心热，口舌生疮，舌红少苔，脉细数。

 运用

### 1.辨证要点

　　本方是治疗心肾阴血亏虚所致神志不安的常用药方，临
床以心悸失眠、手足心热、舌红少苔、脉细数为辨证要点。

### 2.加减变化

　　若患者虚热症状不重，可去玄参、天冬、麦冬；若患者
精关不固，遗精滑泄比较严重，加金樱子、芡实、牡蛎以固肾
涩精；失眠较重的患者，适量添加龙齿、夜交藤；若心悸怔忡
严重，可适量添加龙眼肉、夜交藤，以增强养心安神之功。

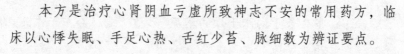

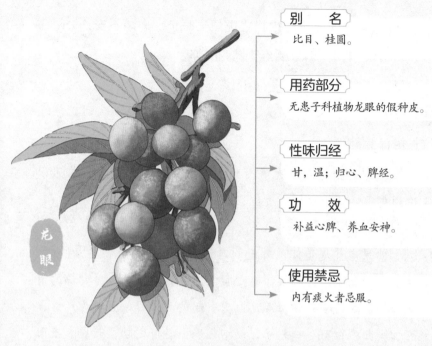

**别　名**

比目、桂圆。

**用药部分**

无患子科植物龙眼的假种皮。

**性味归经**

甘，温；归心、脾经。

**功　效**

补益心脾、养血安神。

**使用禁忌**

内有痰火者忌服。

龙眼

3. 现代运用

本方常用于治疗神经衰弱、冠心病、精神分裂症、甲状腺功能亢进等。

4. 注意事项

脾胃虚弱、纳食欠佳且大便不实者，不宜服用。

## 酸枣仁汤

[方　源]　《金匮要略》

[组　成]　炒酸枣仁二升，知母、茯苓、川芎各二两，甘草一两。

[制用法]　上五味，以水八升，煮酸枣仁，得六升，内诸药，煮取三升，去滓，温服一升，日三服。

[功　效]　养血安神，清热除烦。

[主 治] 肝血不足，虚热内扰之虚烦失眠证。虚烦不安，失眠心
悸，咽干口燥，舌红，脉弦细等。

### 运用

**1. 辨证要点**

本方是治疗心肝血虚而致虚烦失眠的常用药方，临床以
虚烦失眠、咽干口燥、舌红、脉弦细为辨证要点。

**2. 加减变化**

如果虚热逼迫津液外泄同时还有盗汗的情况，可加牡蛎、
浮小麦、五味子；如果伴有心胆气虚导致心悸，容易受惊的情
况，可加龙齿、人参；若是血虚引起的头晕目眩且较为严重，
可加当归、白芍、枸杞子，以增强养血补肝之功；若虚火重而
咽干口燥比较严重，可加麦冬、生地黄，以养阴清热；若虚火

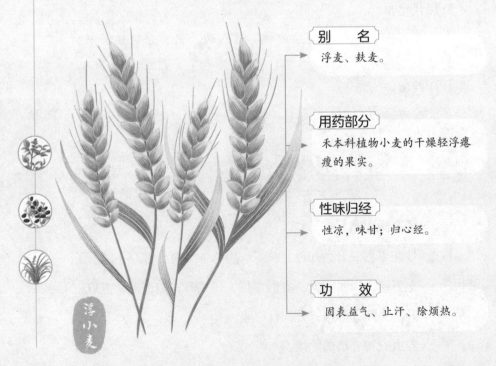

**别 名**
浮麦、麸麦。

**用药部分**
禾本科植物小麦的干燥轻浮瘪
瘦的果实。

**性味归经**
性凉，味甘；归心经。

**功 效**
固表益气、止汗、除烦热。

浮小麦

内扰比较严重，烦躁不安明显，可加白芍、栀子、生地；睡觉时容易惊醒，可加龙齿、珍珠母以镇惊安神；若同时有盗汗的症状，可加五味子、牡蛎以安神敛汗。

3. 现代运用

本方常用于治疗神经衰弱、心脏神经官能症、更年期综合征等。

## 柏子养心丸

[方　源] 《体仁汇编》

[组　成] 柏子仁四两，枸杞子三两，玄参、熟地黄各二两，麦冬、当归、石菖蒲、茯神各一两，甘草五钱。

[制用法] 上为末，柏子仁、熟地黄蒸后在石器内捣如泥，纳余药末和匀，炼蜜为丸，如梧桐子大。每服四十至五十丸，临睡白汤送下。

[功　效] 补肾滋阴，养血安神。

[主　治] 营血不足，心肾失调证。症见精神恍惚，怔忡惊悸，夜寐多梦，健忘盗汗等。

### 运用

1. 辨证要点

本方临床以精神恍惚、失眠多梦、健忘盗汗、惊悸怔忡、舌淡苔燥、脉虚数为辨证要点。

2. 加减变化

若失眠多梦，可加枣仁、龙眼肉、丹参；若神志不宁，

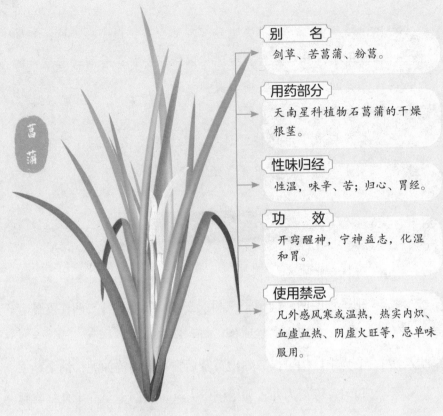

菖蒲

**别　名**

剑草、苦菖蒲、粉菖。

**用药部分**

天南星科植物石菖蒲的干燥根茎。

**性味归经**

性温，味辛、苦；归心、胃经。

**功　效**

开窍醒神，宁神益志，化湿和胃。

**使用禁忌**

凡外感风寒或温热，热实内炽、血虚血热、阴虚火旺等，忌单味服用。

精神恍惚，惊悸怔忡，多加石菖蒲、茯神，可加远志、龙骨、龙齿、朱砂、磁石；若大量盗汗，可加五味子、胡黄连、龙骨、牡蛎，将生地黄换为熟地黄。

3.现代运用

本方常用于治疗神经衰弱、神经官能症、更年期综合征、肾虚遗精、贫血等。

4.注意事项

肝阳上亢者禁用。

千家妙方

# 第十一章

## 开窍剂

开窍剂是以芳香开窍之品为主要成分，具有开窍醒神的作用，主治窍闭神昏证的方剂。

窍闭神昏证的起因多是邪气滞留，阻塞心包，使心窍闭塞。由于开窍剂中多含有易于挥发的芳香类药物，因此不宜加热煎煮；而且方中多含贵重药材，所以本类方剂多制成丸剂或散剂服用。

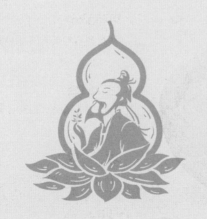

# 安宫牛黄丸

[方　源]　《温病条辨》

[组　成]　牛黄、郁金、犀角（水牛角代）、黄连、朱砂、山栀子、
雄黄、黄芩各一两，真珠五钱，梅片、麝香各二钱五分。

[制用法]　上为极细末，炼老蜜为丸，每丸一钱，金箔为衣，蜡护。
脉虚者人参汤下，脉实者金银花、薄荷汤下，每服一丸。
兼治飞尸卒厥，五痫中恶，大人小儿痉厥之因于热者，大
人病重体实者，日再服，甚者日三服，小儿服半丸，不
知，再服半丸。

[功　效]　清热解毒，豁痰开窍。

[主　治]　邪热内陷心包证。神昏谵语，惊厥抽搐，舌红或绛，脉数
有力等。

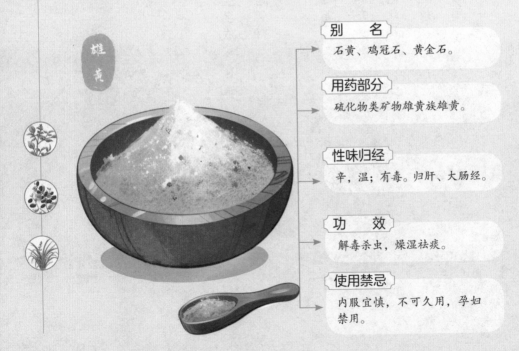

雄黄

**别　名**
石黄、鸡冠石、黄金石。

**用药部分**
硫化物类矿物雄黄族雄黄。

**性味归经**
辛，温；有毒。归肝、大肠经。

**功　效**
解毒杀虫，燥湿祛痰。

**使用禁忌**
内服宜慎，不可久用，孕妇
禁用。

# 黄连

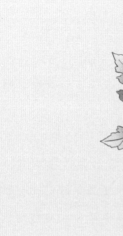

 **根**

**性味**：性寒，味苦。

**主治**：湿热痞满，呕吐，泻痢高热
神昏，心火亢盛，血热吐
衄，胃热呕吐吞酸，痈肿疔
疮，湿疹湿疮。

**产地分布**：既有野生，也可人工栽培，在山地林中或山谷阴处长势
较好，分布于四川、贵州、湖南、湖北、陕西南部等地。

**成熟周期**：栽种 2～4 年后开花结果，每年夏季采收。

**形态特征**：黄连的根茎呈黄色，常分枝，密生须根。叶基生，叶柄
无毛；叶片稍带革质，卵状角形；花葶 1～2 个，二歧
或多歧聚伞花序，黄绿色，长椭圆状卵形至披针形。种
子椭圆形，褐色。

**功　效**：泻火，燥湿，解毒，杀虫。

**运用**

**1. 辨证要点**

本方是凉开法的代表药方，是治疗热陷心包证的常用药方，临床以高热烦躁、神昏谵语、舌红或绛、苔黄燥、脉数有力为辨证要点。

**2. 加减变化**

用《温病条辨》中的清宫汤进行煎汤并送服本方，可增强本方清心解毒的功效；温病初期，邪气尚在肺卫，会迅速逆传至心包经，此时应用金银花、薄荷或银翘散加减煎汤送服本方，以加强清热透解的功效；若是热闭证，出现脉搏虚弱，有内闭外脱的趋势，应尽快使用人参煎汤送服本方。

**3. 现代运用**

本方常用于治疗急性脑血管病、流行性乙型脑炎、流行性脑脊髓膜炎、中毒性痢疾、肝性疾病、肺性疾病、小儿高热惊厥等。

**4. 注意事项**

孕妇慎用。

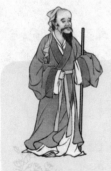

·中 医 小 知 识·

**开窍**

中医认为，人的五脏六腑与人的体表器官（即五官）是相通的，如心开窍于舌（与耳），肺开窍于鼻，肝开窍于目，脾开窍于口，肾开窍于耳及二阴。如果脏器与五官相通，证明已经开窍，身体健康。如果不通则说明没有开窍，相应部位可能有病变。

# 紫金锭

[方　源] 《丹溪心法附余》

[组　成] 麝香三钱，朱砂（水飞）、雄黄（水飞）各一两，山慈姑、

五倍子各三两，大戟一两半，千金子霜一两。

[制用法] 各研细末，用糯米糊做锭子（每锭重五分，每次一至二

锭），研服或醋磨汁

外搽。

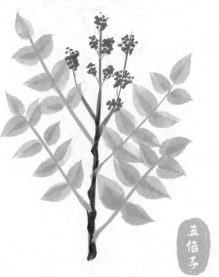

[功　效] 辟秽解毒，化痰开

窍，消肿止痛。

[主　治] 秽恶痰浊闭阻之证。

脘腹胀闷，呕恶泄泻

等。外用可治疗无名

肿毒、虫咬损伤等。

五倍子

☞ 运用

### 1. 辨证要点

本方临床以脘腹胀闷疼痛、吐泻，苔厚腻或浊腻为辨证
要点。

### 2. 加减变化

据《丹溪心法附余·卷二十四》记载，本方可用薄荷汁、
生姜入井华水磨服，以辟秽解毒；若小儿急慢惊风、五疳八
痢，可加薄荷一叶同井华水磨服，以辟秽解毒；若头痛，可用
酒入薄荷同研烂，外敷太阳穴上，以疏风通络；若成年人中风
诸痫，可用酒磨服，以助药力行散。

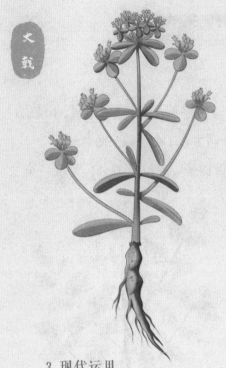

大戟

**别　名**
下马仙、邛巨。

**用药部分**
大戟科植物大戟的干燥根。

**性味归经**
性寒，味苦；有毒；归肺、脾、肾经。

**功　效**
泻下逐饮，消肿散结。

**使用禁忌**
虚寒阴水者、孕妇忌服，体弱者慎服。不宜与芫花、海藻、菖蒲、芦草、甘草等同服。

3. 现代运用

　　本方常用于治疗中暑、急性胃肠炎、食物中毒、痢疾等；外敷可治疗疥疮、丹毒、喉风等。

4. 注意事项

　　方中千金子霜、大戟等具有毒性，不可多服或久服；孕妇及老年体弱者忌服。

## 苏合香丸

[方　源]　《外台秘要》引《广济方》

[组　成]　白术、光明砂、麝香、诃梨勒皮、香附子、沉香、青木香、丁子香、安息香、白檀香、荜茇、犀角（水牛角代）各一两，薰陆香、苏合香、龙脑香各半两。

[制用法]　上为极细末，炼蜜为丸，如梧桐子大。腊月合之，藏于密

器中，勿令泄气。每朝用四丸，取井华水于净器中研破服。
老小每碎一丸服之，另取一丸如弹丸，蜡纸裹，绯袋盛，
当心带之。冷水暖水，临时斟量。

[功 效] 温通开窍，行气止痛。

[主 治] 寒闭证。神昏，牙关紧闭，不省人事，苔白，脉迟等。

 运用

1. 辨证要点

本方临床辨证要点为突然昏倒、不省人事、牙关紧闭、
苔白、脉迟。

2. 现代运用

本方常用于治疗癔症性昏厥、癫痫、老年性痴呆、肝昏迷、
冠心病心绞痛等。

3. 注意事项

孕妇、脱证者禁用。方中青木香有毒，临床现已禁用，
应改为木香。

## 行军散

[方 源] 《随息居重订霍乱论》

[组 成] 西牛黄、当门子、真珠、梅片、硼砂各一钱，明雄黄八钱，
火硝三分，飞金二十页。

[制用法] 上各研极细如粉，再合研匀，瓷瓶密收，以蜡封之，每服
三五分，凉开水调下，或点眼、搐鼻。

[功 效] 辟秽解毒，清热开窍。

[主　治]　暑秽痧胀。吐泻腹痛，烦闷欲绝，头目昏晕，不省人事，以及口疮咽痛，风热障翳等。

**运用**

**1.辨证要点**

本方为治疗暑热秽浊、蒙蔽清窍的常用药方。临床辨证要点为吐泻腹痛、烦闷欲绝、头目昏晕、不省人事。

**2.加减变化**

腹部胀气严重，却难以顺利排便的患者，可用厚朴三物汤送服本方，使气机运行，促进排便；想要呕吐和排便，却都难以成功，心腹剧烈疼痛的患者，可用檀香、乌药煎汤送服本方，以行气止痛。

**3.现代运用**

本方常用于治疗夏季中暑、急性胃肠炎、食物中毒等；外用可治疗咽炎、口腔黏膜溃疡等。

**4.注意事项**

本方香气浓郁，气味走窜，并且方中雄黄有毒，因此不宜多服、久服。孕妇慎用。

# 第十二章 理气剂

理气剂是以理气之品为主，具有行气或降气作用，主治气滞或气逆病证的方剂。

在传统医学中，气是人体运行的关键机制，只有气机运行通畅无阻，人体才能正常活动。若体内气机失调，可能导致气机郁滞或气逆不降等病证。一般地说，气滞证宜采用行气法治疗，气逆证宜采用降气法治疗。

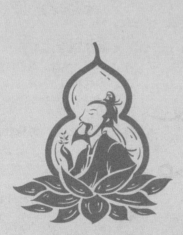

# 枳实薤白桂枝汤

[方　　源] 《金匮要略》

[组　　成] 枳实四枚，厚朴四两，薤白半斤，桂枝一两，瓜蒌一枚。

[制用法] 上五味，以水五升，先煮枳实、厚朴，取二升，去滓，内
　　　　　诸药，煮数沸，分温三服。

[功　　效] 通阳散结，下气祛痰。

[主　　治] 痰结气逆之胸痹。胸满而痛，心中痞气，气结在胸，舌苔
　　　　　白腻，脉沉弦或紧等。

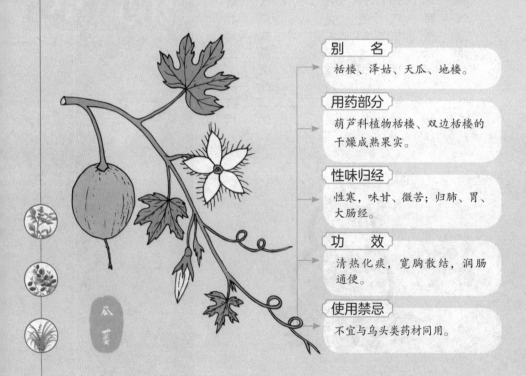

瓜蒌

**别　名**

栝楼、泽姑、天瓜、地楼。

**用药部分**

葫芦科植物栝楼、双边栝楼的
干燥成熟果实。

**性味归经**

性寒，味甘、微苦；归肺、胃、
大肠经。

**功　效**

清热化痰，宽胸散结，润肠
通便。

**使用禁忌**

不宜与乌头类药材同用。

## 运用

### 1. 辨证要点

临床以胸中痞满、气从胁下冲逆、上攻心胸、舌苔白腻、脉沉弦或紧为辨证要点。

### 2. 加减变化

若兼左胸刺痛，舌质晦暗有瘀点，可加失笑散、丹参、桃仁、红花；若寒痛，可加良姜、荜茇；若饮停胸胁，而咳痰清稀量多，咳时牵引胸背疼痛，气短、肠鸣、食欲不振、苔白滑、脉沉，可加葶苈子、茯苓、半夏、椒目；若痰黄，苔黄腻、脉滑数，可去桂枝、薤白，适量添加竹茹、胆星、黄芩、黄连、天竺黄；若有阴虚之象，适量添加玉竹、麦冬；若胸痛严重，可加肉桂、丹参、玄胡、三七粉；若夹痰浊，可加半夏、菖蒲。

### 3. 现代运用

本方常用于治疗冠心病心绞痛、肋间神经痛、非化脓性肋软骨炎等。

### 4. 注意事项

方中含有瓜蒌，应注意配伍禁忌。

## 暖肝煎

[方　源] 《景岳全书》

[组　成] 枸杞子三钱，当归、茯苓、小茴香、乌药各二钱，肉桂、沉香各一钱。

[制用法] 水煎服。

[功　效] 温补肝肾，行气止痛。

[主　治] 肝肾不足，寒滞肝脉证。小腹疼痛，睾丸冷痛，畏寒喜暖，舌淡苔白，脉沉迟。

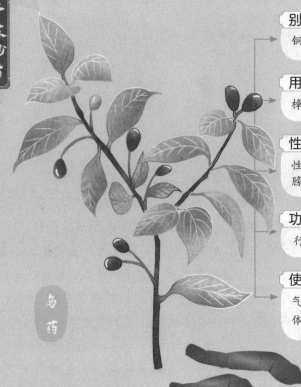

乌药

**别　名**

铜钱柴、矮樟。

**用药部分**

樟科植物乌药的干燥块根。

**性味归经**

性温，味辛；归肺、脾、肾、膀胱经。

**功　效**

行气止痛，温肾散寒。

**使用禁忌**

气虚及内热证患者忌服。孕妇及体虚者慎服。

👉 **运用**

**1. 辨证要点**

　　本方是治疗肝肾不足、寒凝肝脉证的常用药方，临床以睾丸冷痛、疝气痛、畏寒喜暖、舌淡苔白、脉沉迟为辨证要点。

**2. 加减变化**

　　原书在方后说："如寒甚者加吴茱萸、干姜，再甚者加附子。"说明寒的程度不同，用药也应适量增减，否则药不及病，疗效必然会受到影响。若睾丸痛甚，可加青皮、橘核，以疏肝理气；若腹痛甚，可加香附，以行气止痛。

**3. 现代运用**

　　本方常用于治疗腹股沟疝、睾丸炎、附睾炎、精索静脉曲张等，证属肝肾不足、寒凝气滞者。

**4. 注意事项**

　　本方药物具有温补的作用，因湿热下注所致阴囊红肿热痛者忌用。

## 旋覆代赭汤

[方　源]　《伤寒论》

[组　成]　旋覆花、炙甘草各三两，人参二两，生姜五两，代赭石一两，半夏（洗）半升，大枣（擘）十二枚。

[制用法]　上七味，以水一斗，煮取六升，去滓，再煎取三升，温服一升，日三服。

[功　效]　降逆化痰，益气和胃。

[主　治]　胃虚痰阻气逆证。胃脘痞闷或胀满，频频嗳气，反胃打嗝，甚或呕吐，苔白腻，脉缓或滑等。

### 运用

**1. 辨证要点**

　　本方是治疗胃虚痰阻气逆不降之证的常用药方，临床辨证要点为心下痞硬、噫气频作或呕呃、苔白腻、脉缓或滑。

**2. 加减变化**

　　若气逆较著，胃虚不甚，可多加方中镇降之品；若脾寒而腹痛喜温，可加干姜、吴茱萸，以温中祛寒；若痰多苔腻，可加茯苓、陈皮等，

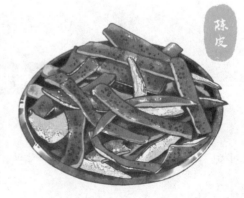

陈皮

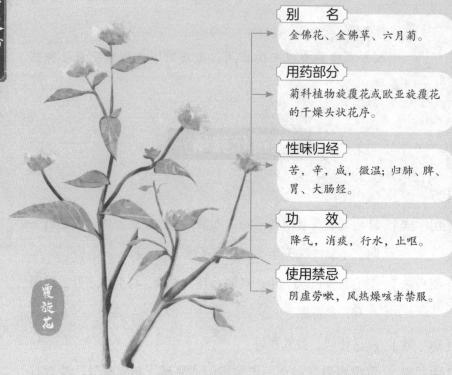

**别　名**

金佛花、金佛草、六月菊。

**用药部分**

菊科植物旋覆花或欧亚旋覆花的干燥头状花序。

**性味归经**

苦，辛，咸，微温；归肺、脾、胃、大肠经。

**功　效**

降气，消痰，行水，止呕。

**使用禁忌**

阴虚劳嗽，风热燥咳者禁服。

以化痰和胃；若内有蕴热而舌红苔黄，可加黄连、竹茹，以清泻胃热；若腹胀比较严重，可加枳实、厚朴，以行气除满。

3. 现代运用

　　本方常用于治疗胃神经官能症、胃扩张、慢性胃炎、胃及十二指肠溃疡、幽门不全梗阻、神经性呃逆等。

4. 注意事项

　　中焦虚寒者，代赭石的用量不宜过大。

 **丁香柿蒂汤**

[方　源]《症因脉治》

[组　成] 丁香、柿蒂、人参、生姜。（原书未注用量）

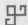

# 丁 香

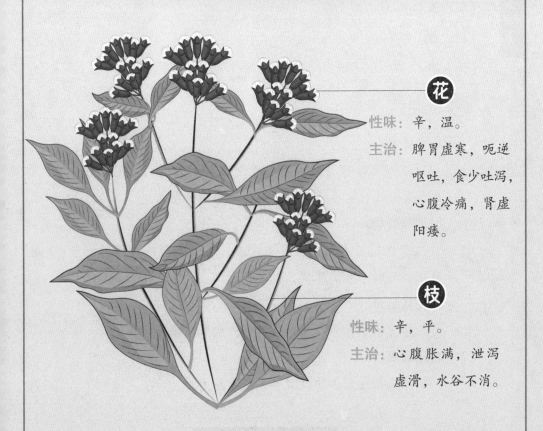

**花**

性味：辛，温。

主治：脾胃虚寒，呃逆
呕吐，食少吐泻，
心腹冷痛，肾虚
阳痿。

**枝**

性味：辛，平。

主治：心腹胀满，泄泻
虚滑，水谷不消。

产地分布：主要生长在山坡路旁、湿润草地、河岸和田埂上。现我
国广东、广西、海南、云南等地均有栽培。

成熟周期：花蕾由绿转红时采摘。

形态特征：常绿乔木。叶对生，叶柄明显；叶片长方卵形或长方倒
卵形，先端渐尖或急尖，基部狭窄常下展成柄，全缘。
花芳香，组成顶生聚伞圆锥花序。花冠白色，花柱粗厚。
浆果红棕色，长方椭圆形，种子长方形。

功　　效：温中降逆，散寒止痛，温肾助阳。

[制用法] 水煎温服。

[功　效] 降逆止呃，温中益气。

[主　治] 胃气虚寒证。呃逆不已，胸脘痞闷，脉迟等。

🖝 运用

1. 辨证要点

本方是治疗胃气虚寒、气逆不降之呃逆的常用药方，临床以呃逆不止、舌淡苔白、脉沉迟为辨证要点。

2. 加减变化

若胃气较为充足，可去人参，名柿蒂汤；若同时有气滞痰阻，可加半夏、陈皮，以理气化痰。

3. 现代运用

本方常用于治疗神经性呃逆、膈肌痉挛等。

4. 注意事项

本方药性偏温热，胃热呃逆者忌用。

# 越鞠丸

[方　源] 《丹溪心法》

[组　成] 香附、川芎、苍术、神曲、栀子各等份。

[制用法] 上为末，水丸如绿豆大，每服二至三钱，温开水送下。

[功　效] 行气解郁。

[主　治] 六郁证。症见胸膈痞闷，脘腹胀痛，嗳腐吞酸，恶心呕吐，饮食不消，苔腻，脉弦等。

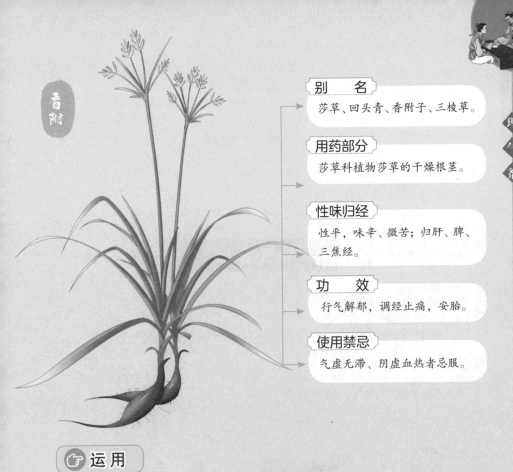

香附

**别　名**

莎草、回头青、香附子、三棱草。

**用药部分**

莎草科植物莎草的干燥根茎。

**性味归经**

性平，味辛、微苦；归肝、脾、三焦经。

**功　效**

行气解郁，调经止痛，安胎。

**使用禁忌**

气虚无滞、阴虚血热者忌服。

## 👉 运用

### 1. 辨证要点

本方是治疗"六郁"的代表方剂，临床辨证要点为胸膈痞闷、脘腹胀痛、嗳腐吞酸、饮食不消等症。

### 2. 加减变化

若气郁症状明显，增加香附用量；肝郁症状明显并伴有胁肋胀痛，加青皮、川楝子；脾胃气滞导致腹部胀满，加木香、枳壳、厚朴；若有血郁淤积，出现胁肋刺痛，舌质瘀暗的情况，增加川芎用量，适当增加红花、赤芍用量；湿郁严重，舌苔白腻，多用苍术，适当增加茯苓、泽泻用量；食郁严重，出现恶心、厌食、脘痞、嗳腐等症状，多用神曲，并添加山楂、麦芽、焦槟；火郁严重，出现心烦，口渴，舌红苔黄症状，多用山栀，适当增加黄芩、黄连用量。

3. 现代运用

本方常用于治疗慢性胃炎、胃及十二指肠溃疡、胃神经官能症、肝炎、胆囊炎、月经不调等。

4. 注意事项

脾胃虚弱者慎用。

## 导气汤

[方　源] 《医方集解》

[组　成] 川楝子四钱，木香三钱，茴香二钱，吴茱萸一钱。

[制用法] 长流水煎服。

[功　效] 疏肝理气，散寒止痛。

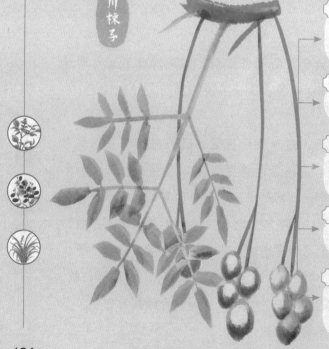

川楝子

**别　名**

金铃子、楝子、苦楝子、楝实、川楝实。

**用药部分**

楝科植物川楝的干燥成熟果实。

**性味归经**

性寒，味苦；有小毒；归肝、膀胱、小肠经。

**功　效**

疏肝理气，泻火止痛，杀虫。

**使用禁忌**

脾胃虚寒者忌用。有小毒，内服不宜用量过大及久服。

[主　治]　寒凝气滞之寒疝疼痛。症见小肠疝痛，或囊冷结硬如石，或牵引睾丸而痛等。

## 运用

**1.辨证要点**

本方是用于治疗寒疝的常用方剂，临床辨证要点为阴囊冷痛、结硬如石，或引睾丸而痛。

**2.加减变化**

如果患者大便坚硬，则加大黄；如果有邪热蓄血引发的腹痛症状，加入红花、青皮。

**3.现代运用**

本方常用于治疗鞘膜积液、睾丸炎、附睾炎等。

**4.注意事项**

忌食辛辣，服药时禁酒。

## 金铃子散

[方　源]　《太平圣惠方》

[组　成]　金铃子、延胡索各一两。

[制用法]　上为细末，每服三钱，酒或开水调下。

[功　效]　疏肝泄热，活血止痛。

[主　治]　肝郁化火证。症见心腹、胁肋、脘腹疼痛，时发时止，口苦，舌红苔黄，脉弦数等。

## 运用

**1.辨证要点**

本方是治疗肝郁化火之胸腹胁肋疼痛的常用药方，同时

135

也是治疗气郁血滞导致诸多疼痛的基础药方，临床应用辨证要点为胸腹、胁肋诸痛、口苦、舌红苔黄、脉弦数。

**2. 加减变化**

出现肝阴不足、舌红少苔的症状，添加白芍、枸杞子；如果妇女因气郁血滞导致痛经，适量添加当归、益母草、香附；如果小腹气滞引起疝痛，可加乌药、橘核、荔枝核；如果是血瘀导致诸多疼痛，适量添加三七、乳香、没药、地鳖等。

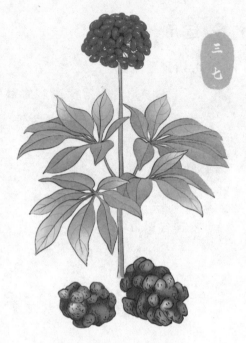

三七

**3. 现代运用**

本方常用于治疗胃及十二指肠溃疡、慢性胃炎、慢性肝炎、胆囊炎等。

**4. 注意事项**

若肝气郁滞属寒者，不宜单独使用；孕妇慎用。

# 第十三章

# 理血剂

理血剂是以活血、止血之品为主，具有活血或止血功效，主治瘀血或出血病证的一类方剂。

在使用活血祛瘀和止血方剂时，应先分辨瘀血或出血的病因、病机的差异，明确病证的轻重缓急，以出血为主者应先止血，以血瘀为主者应先活血化瘀。还要根据病证程度选择药力的强弱。了解瘀血、出血、血虚三者间的关系，进行合理的配伍加减。

# 桃核承气汤

[方　源]　《伤寒论》

[组　成]　桃仁（去皮尖）五十个，大黄四两，桂枝（去皮）、炙甘草、芒硝各二两。

[制用法]　上四味，以水七升，取二升半，去滓，纳芒硝，更上火，微沸，下火，先食，温服五合，日三服，当微利。

[功　效]　逐瘀泻热。

[主　治]　下焦蓄血证。少腹急结，小便自利，神志如狂，至夜发热，血瘀经闭，痛经，脉沉实而涩等。

## 👉 运用

### 1. 辨证要点

临床以少腹急结、小便自利、脉象沉实或涩为辨证要点。

### 2. 加减变化

月经不调，瘀滞比较严重或痛经者，可加醋延胡索、醋五灵脂，以调经止痛；若恶露不下，可加醋五灵脂、蒲黄，以祛瘀散结；若闭经，可加牛膝、当归、川芎，以行血通经；上部瘀热之头痛头胀、面红目赤、吐衄者，可加牛膝、地黄、牡丹皮、白茅根等，以清热凉血，引血导热下行，寓上病下取之意。

### 3. 现代运用

本方常用于治疗附件炎、急性盆腔炎、肠梗阻、精神分裂症、子宫肌瘤、慢性前列腺炎等。

### 4. 注意事项

方中含有甘草、芒硝，应注意配伍禁忌。孕妇禁用。

# 补阳还五汤

[方　源] 《医林改错》

[组　成] 生黄芪四两，当归尾二钱，赤芍一钱半，桃仁、红花、地龙、川芎各一钱。

[制用法] 水煎服。

[功　效] 补气，通络，活血。

[主　治] 中风之气虚血瘀证。口角流涎，遗尿不禁，口眼㖞斜，苔白，脉缓无力等。

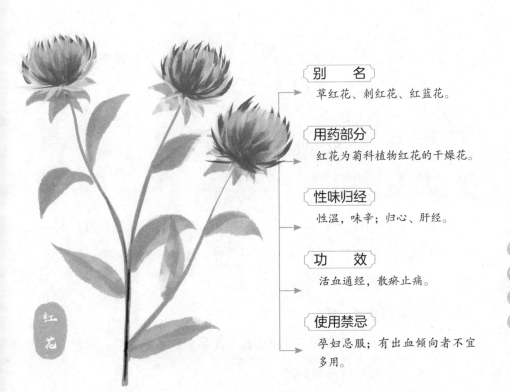

**别　名**
草红花、刺红花、红蓝花。

**用药部分**
红花为菊科植物红花的干燥花。

**性味归经**
性温，味辛；归心、肝经。

**功　效**
活血通经，散瘀止痛。

**使用禁忌**
孕妇忌服；有出血倾向者不宜多用。

红花

### 运用

**1. 辨证要点**

本方常用于中风后的治疗，临床以半身不遂、口眼㖞斜、苔白、脉缓无力为辨证要点。

**2. 加减变化**

若偏寒，可加熟附子，以温经散寒；若痰多，可加制半夏、天竺黄，以化痰；若脾胃虚弱，可加党参、白术，以补气健脾；若语言不利，可加石菖蒲、郁金、远志，以开窍化痰。

**3. 现代运用**

本方常用于治疗脑血管意外后遗症、小儿麻痹后遗症、冠心病等。

**4. 注意事项**

本方需要长期服用，才有效果。康复后，还应继续服用，以巩固治疗效果，防止复发。

## 血府逐瘀汤

[方　源]　《医林改错》

[组　成]　桃仁四钱，红花、当归、生地黄、牛膝各三钱，赤芍、枳壳、甘草各二钱，桔梗、川芎各一钱半，柴胡一钱。

[制用法]　水煎服。

[功　效]　行气止痛，活血化瘀。

[主　治]　胸中血瘀证。胸痛，头痛，急躁易怒，心悸失眠，呃逆不止，唇暗或两目暗黑等。

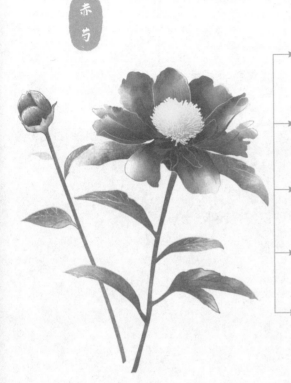

赤芍

**别　名**

木芍药、赤芍药。

**用药部分**

芍药科植物芍药、川赤芍的干燥根。

**性味归经**

微寒，苦；归肝经。

**功　效**

清热凉血，散瘀止痛。

**使用禁忌**

血虚无瘀者、痈疽已溃者忌服。不宜与藜芦同服。

👉 **运用**

**1.辨证要点**

本方为治疗胸中血瘀证的主要方剂，临床辨证要点为胸痛、痛如针刺而有定处、舌黯红或有瘀斑、脉涩或弦紧。

**2.加减变化**

若气机郁滞的症状比较严重，可以添加川楝子、香附、青皮等药物，以疏肝、理气、止痛；对于血液瘀滞、经闭、痛经的患者，可去掉桔梗，添加香附、益母草、泽兰等，以活血、调经、止痛；如果胁下有痞块，属于血液瘀滞的情况，可适量添加丹参、郁金、地鳖、水蛭等，以活血破瘀、消癥化滞。

3.现代运用

本方常用于治疗高血压、脑血栓、冠心病、三叉神经痛等。

4.注意事项

本方活血祛瘀作用较强，孕妇忌服。

## 丹参饮

[方　源]　《时方歌括》

[组　成]　丹参一两，檀香、砂仁各一钱半。

[制用法]　水一杯半，煎至七分服。

[功　效]　活血祛瘀，行气止痛。

[主　治]　血瘀气滞之心胃诸痛。

### 运用

1.辨证要点

本方是治疗心痛、胃脘诸痛的常用药方，临床以胸胁胀闷、急躁易怒、走窜疼痛、胁下痞块、刺痛拒按为辨证要点。妇女以闭经或痛经、经血紫暗有块、舌质紫暗或见瘀斑、脉涩为证。

2.加减变化

若胁肋少腹疼痛，可加玄胡、川楝子；若瘀重痛甚，可加郁金、乳香；若有气虚乏力、食少的情况，可加黄芪、炙甘草。

3.现代运用

本方常用于治疗消化性溃疡、慢性胃炎、冠心病、慢性肺源性心脏病等。

# 丹 参

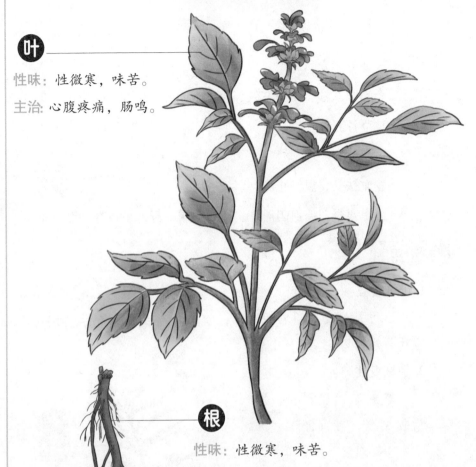

**叶**

性味：性微寒，味苦。

主治：心腹疼痛，肠鸣。

**根**

性味：性微寒，味苦。

主治：脘腹疼痛，疮痈肿痛，月经不调，闭
经痛经，跌打损伤等。

产地分布：主要分布于安徽、山西、河北、四川、江苏等地。

成熟周期：花期5-8月，果期8-9月。

形态特征：茎细长，叶对生，叶片呈卵圆形。花呈唇形，蓝紫色。
有一条至多条根，呈红棕色或砖红色，根有分枝和根
须，表面有皱纹；根粗大，顶端有时残留灰褐色或紫红
色茎基。

功　　效：活血调经，凉血消痈，祛瘀止痛，除烦安神。

## 生化汤

[方　源]　《傅青主女科》

[组　成]　全当归八钱，川芎三钱，桃仁十四枚，干姜（炮黑）、炙甘草各五分。

[制用法]　黄酒煎服。

[功　效]　养血祛瘀，温经止痛。

[主　治]　血虚寒凝，瘀血阻滞证。产后恶露不行，小腹冷痛等。

### 👉 运用

**1. 辨证要点**

本方是妇女产后常用药方，临床以产后恶露不行、小腹冷痛为辨证要点。

**2. 加减变化**

若瘀滞比较严重，腹痛较剧烈，可加蒲黄、五灵脂、延胡索、益母草等，以祛瘀止痛；若恶露已行而腹微痛，可去破瘀的桃仁；若小腹冷痛严重，可加肉桂，以温经散寒；若气滞明显，可加木香、香附、乌药等，以理气止痛。

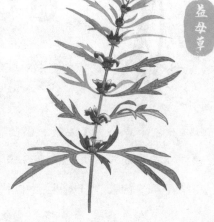

益母草

**3. 现代运用**

本方常用于治疗产后宫缩疼痛、胎盘残留等。

# 温经汤

[方　源]　《金匮要略》

[组　成]　吴茱萸三两，当归、芍药、川芎、人参、桂枝、阿胶、牡
　　　　　丹皮、生姜、甘草各二两，半夏半升，麦冬（去心）一升。

[制用法]　上十二味，以水一斗，煮取三升，分温三服。

[功　效]　温经散寒，祛瘀养血。

[主　治]　冲任虚寒，瘀血阻滞证。漏下不止，月经不调，手心烦
　　　　　热，久不受孕，小腹冷痛等。

 运用

### 1. 辨证要点

本方是妇科调经的常用药方。临床以经血色黯淡有块，小腹冷痛，时有手心烦热，舌质黯红，脉细而涩为辨证要点。

### 2. 加减变化

如果寒气严重导致月经推迟，或闭经且小腹冷痛，可加桂枝、当归，可加小茴香；若虚甚导致月经提前，或一个月内多次月经，或漏下不止并伴有眩晕、失眠、心悸、面色无华、舌淡脉细，可加当归、阿胶，加熟地、大枣；若气滞少腹胀痛、胸胁不舒，可加香附、乌药，以理气止痛；若乏力、食少、体倦气虚，可加黄芪；若烦热时作，可加生地、赤芍；若小腹冷痛严重，可去牡丹皮、麦冬、桂枝，加艾叶、小茴香、肉桂，以散寒止痛；若漏下不止而血色黯淡，可去牡丹皮，加炮姜、艾叶，以温经止血。

### 3. 现代运用

本方常用于治疗慢性盆腔炎、功能性子宫出血、痛经、不孕症等。

# 少腹逐瘀汤

[方　　源]　《医林改错》

[组　　成]　当归、蒲黄各三钱，五灵脂（炒）、没药、川芎、赤芍各
二钱，官桂、延胡索各一钱，小茴香（炒）七粒，干姜（炒）
二分。

[制用法]　水煎服。

[功　　效]　活血祛瘀，温阳散寒，调经止痛。

[主　　治]　少腹寒凝血瘀证。月经不调，少腹胀满，少腹积块疼痛等。

## 运用

### 1. 辨证要点

本方是治疗少腹寒凝血瘀证的常用药方。临床以少腹胀
满、少腹瘀血积块疼痛、少腹作胀、经期腰酸、有瘀块、崩漏
兼少腹疼痛等为辨证要点。

### 2. 加减变化

若少腹疼痛拒按，可加三棱、姜黄；若带下清稀，可加
山药、车前子；若治崩漏，可加三七、茜草；若少腹胀甚，可
加木香、莪术、青皮；若虚寒较重，可增加干姜、小茴、官桂
的用量，加附子。

### 3. 现代运用

本方常用于治疗子宫肌瘤、不孕症、子宫内膜异位症、
经期腰酸等。

### 4. 注意事项

本方用于安胎时，一般多用在习惯性流产的情况下，且
孕妇身体健壮，确实属于血瘀所致，通过检查存在瘀症，才
可考虑使用此方。

# 第十四章

# 治风剂

治风剂是以发散风邪或滋潜息风之品为主，具有疏散或平息内外风邪等作用，主治风证的方剂。

风证的病证多样，覆盖面广，根据病因和证候特点，一般可分为「外风」「内风」两大类。在应用治风剂时，首先必须辨别病证是由外风还是内风导致的，其次区分风邪的寒、热、虚、实等不同特点，以便对症下药。

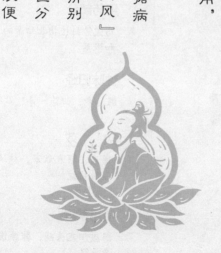

# 川芎茶调散

[方　源] 《太平惠民和剂局方》

[组　成] 薄荷叶八两，川芎、荆芥各四两，白芷、羌活、炙甘草各
二两，防风一两半，细辛一两。

[制用法] 上为细末，每服二钱，食后，茶清调下。

[功　效] 疏风止痛。

[主　治] 外感风邪头痛证。偏正头痛或巅顶头痛，恶寒发热，目眩
鼻塞，舌苔薄白，脉浮等。

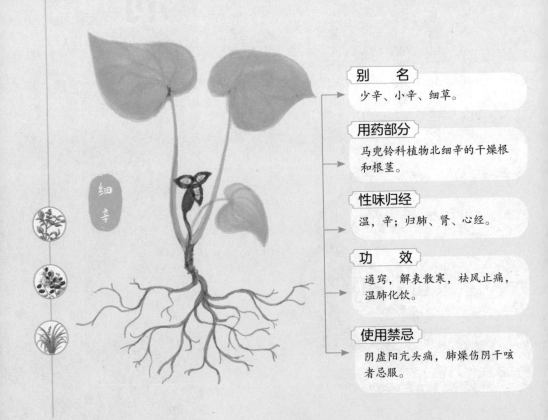

细辛

**别　名**
少辛、小辛、细草。

**用药部分**
马兜铃科植物北细辛的干燥根
和根茎。

**性味归经**
温，辛；归肺、肾、心经。

**功　效**
通窍，解表散寒，祛风止痛，
温肺化饮。

**使用禁忌**
阴虚阳亢头痛，肺燥伤阴干咳
者忌服。

# 白 芷

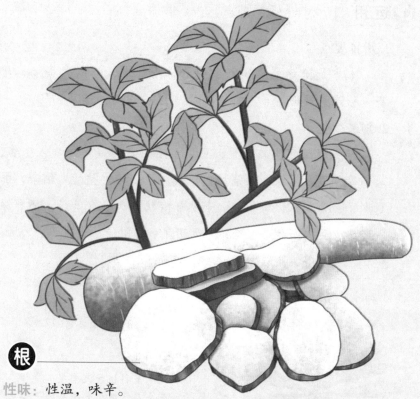

**根**

性味：性温，味辛。

主治：风寒感冒，头痛，眉棱骨
　　　痛，鼻塞，鼻渊，牙痛，
　　　白带，疮疡肿痛。

产地分布：多生长于林下、河岸、溪旁、山谷、草地等处，分布于浙江、
　　　　　河南、河北、湖南、湖北、四川、云南以及东北等地。

成熟周期：夏、秋叶黄时采挖。

形态特征：根直生，有数条支根；茎直立，圆柱形，中空，有细棱；
　　　　　叶互生，叶柄鞘状，抱茎；复伞形花序顶生，白色；双
　　　　　悬果长椭圆形。

功　效：解表散寒，祛风止痛，宣通鼻窍，燥湿止带，消肿排脓。

☞ 运用

**1. 辨证要点**

本方是治疗外感风邪头痛的常用药方，临床以头痛、鼻塞、脉浮为辨证要点。

**2. 加减变化**

若头痛风寒比较严重，可以重用川芎，或额外加入生姜、紫苏等，以散风寒；头痛风热比较严重，可去羌活、细辛，加蔓荆子、菊花，以散风热；若头痛症状许久没有好转，病邪深入经络，可搭配僵蚕、全蝎、天南星、白附子、石决明、天麻、桃仁、红花等，以搜风、通络、止痛。

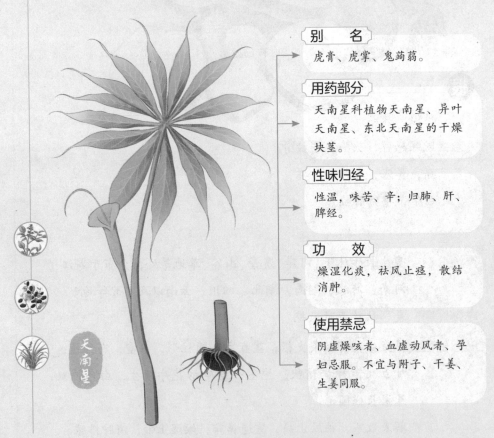

天南星

**别　名**

虎膏、虎掌、鬼蒟蒻。

**用药部分**

天南星科植物天南星、异叶天南星、东北天南星的干燥块茎。

**性味归经**

性温，味苦、辛；归肺、肝、脾经。

**功　效**

燥湿化痰，祛风止痉，散结消肿。

**使用禁忌**

阴虚燥咳者、血虚动风者、孕妇忌服。不宜与附子、干姜、生姜同服。

### 3. 现代运用

本方常用于治疗偏头痛、神经性头痛、感冒引起的头痛、慢炎鼻炎引起的头痛等。

### 4. 注意事项

肝肾不足、肝阳上扰之头痛；气血亏虚、清窍失养，均不宜使用本方。

## 消风散

[方　源] 《外科正宗》

[组　成] 当归、生地黄、荆芥、防风、蝉蜕、胡麻、苦参、苍术、牛蒡子、知母、石膏各一钱，甘草、木通各五分。

[制用法] 水煎服。

[功　效] 疏风除湿，清热养血。

[主　治] 风疹、湿疹。皮肤瘙痒，疹出色红，或遍身云片斑点，抓破后渗出津水，苔白或黄，脉浮数。

### 运用

#### 1. 辨证要点

本方是治疗风疹、湿疹的常用药方，临床以皮肤瘙痒、疹出色红、脉浮为辨证要点。

#### 2. 加减变化

若湿热偏盛、胸脘痞满、身重乏力、苔黄厚腻，可加地肤子、车前子、薏苡仁、栀子、土茯苓，以清热利湿；若风热偏盛而身热、口渴，宜重用石膏，可加金银花、连翘，以疏风清热解毒；若血虚有热，风邪外袭，可与当归饮子合用；若血分

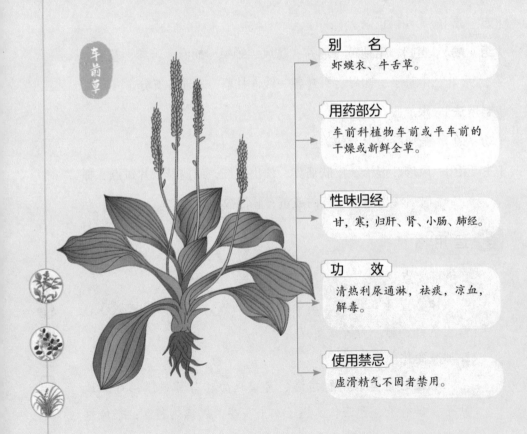

热重，五心烦热，舌红或绛，可加赤芍、丹皮、紫草，以清热
凉血。

3.现代运用

本方常用于治疗风热或风湿所致的过敏性皮炎、神经性
皮炎、急性荨麻疹、药物性皮炎、湿疹、稻田性皮炎等。

4.注意事项

风疹属虚寒者忌用。服药期间，禁食辛辣、鱼腥、烟酒、
浓茶等。

车前草

**别　名**

虾蟆衣、牛舌草。

**用药部分**

车前科植物车前或平车前的
干燥或新鲜全草。

**性味归经**

甘，寒；归肝、肾、小肠、肺经。

**功　效**

清热利尿通淋，祛痰，凉血，
解毒。

**使用禁忌**

虚滑精气不固者禁用。

# 第十五章 治燥剂

治燥剂是以轻宣辛散或甘凉滋润之品为主要成分，具有宣泄燥邪或滋阴润燥作用，主治燥证的方剂。

燥证可分为外燥与内燥两种。外燥是秋季外感燥邪所致，而内燥则是嗜食辛辣、患有热病或频繁呕吐损伤津液等所致。在治法上，外燥应采用温和宣泄的药物，内燥应选择滋润的药物。因此治燥剂可分为轻宣外燥和滋润内燥两类。

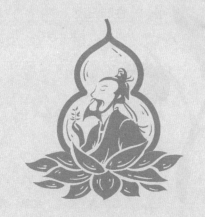

# 杏苏散

[方　源] 《温病条辨》

[组　成] 杏仁、紫苏叶、半夏、茯苓、橘皮、枳壳、前胡、苦桔梗、甘草、生姜、大枣。（原书未注用量）

[制用法] 水煎温服。

[功　效] 轻宣凉燥，理肺化痰。

[主　治] 外感凉燥证。咳嗽，恶寒无汗，咽干，苔白，脉弦等。

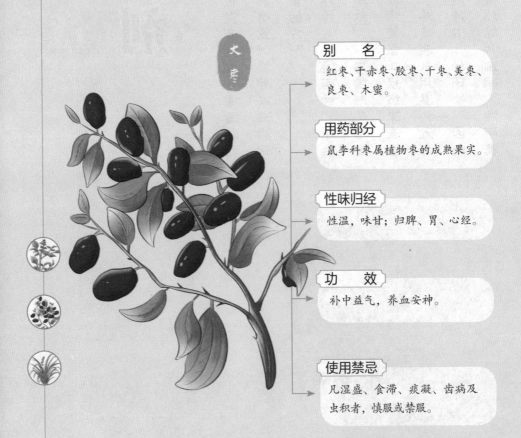

大枣

**别　名**
红枣、干赤枣、胶枣、干枣、美枣、良枣、木蜜。

**用药部分**
鼠李科枣属植物枣的成熟果实。

**性味归经**
性温，味甘；归脾、胃、心经。

**功　效**
补中益气，养血安神。

**使用禁忌**
凡湿盛、食滞、痰凝、齿病及虫积者，慎服或禁服。

☞ **运 用**

**1. 辨证要点**

临床以咳嗽痰稀、恶寒无汗、咽干、苔白、脉弦为辨证要点。

**2. 加减变化**

若无汗，脉弦甚或紧，可加羌活、防风，以解表发汗；若兼湿阻中焦，泄泻腹满，可加苍术、厚朴，以化湿除满；若汗后咳不止，可去紫苏叶、羌活，加紫苏梗，以降肺气；若痰不多，可去清半夏、茯苓；若头痛兼眉棱骨痛，可加白芷，以祛风止痛；若热甚，可加黄芩，以清解肺热。

**3. 现代运用**

本方常用于治疗上呼吸道感染、慢性支气管炎、肺气肿等。

**4. 注意事项**

外感温燥之证不适合使用本方。方中含有半夏、甘草，应注意配伍禁忌。

## 桑杏汤

[方　源] 《温病条辨》

[组　成] 桑叶、象贝、栀皮、香豉、梨皮各一钱，杏仁一钱五分，沙参二钱。

[制用法] 水二杯，煮取一杯，顿服之，重者再服。

[功　效] 清宣温燥，润肺止咳。

[主　治] 外感温燥证。身热不甚，口渴，干咳无痰或痰少而黏，舌红苔薄白而干，脉浮数而右脉大等。

千家妙方

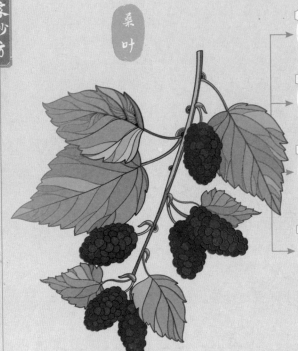

桑叶

**别 名**

蚕叶、铁扇子。

**用药部分**

桑科桑属植物桑的干燥叶。

**性味归经**

性寒，味甘、苦；归肺、肝经。

**功 效**

清肺润燥，疏散风热，平抑肝阳，清肝明目。

👉 运用

**1. 辨证要点**

本方是治疗外感温燥证的常用药方，临床以身热不甚、干咳无痰或痰少而黏、脉浮数而右脉大为辨证要点。

**2. 加减变化**

若邪伤肺中血络，咳而见血，可加白茅根、白及；若感温燥偏甚，身热较重，可加银花、连翘；若肺气逆而咳嗽较重，可加百部、炙杷叶；若鼻衄，可加白茅根、旱莲草，以凉血止血；若咽干而痛，可加牛蒡子、桔梗，以清利咽喉；若皮肤干燥口渴甚，可加芦根、天花粉，以清热生津。

**3. 现代运用**

本方常用于治疗急慢性支气管炎、支气管扩张咯血、上呼吸道感染、百日咳等。

4. 注意事项

本方所治证候邪浅病轻，用量不宜过多，煎煮时间不宜过长。

## 清燥救肺汤

[方　　源]　《医门法律》

[组　　成]　霜桑叶三钱，煅石膏二钱五分，麦冬一钱二分，炒胡麻仁、甘草各一钱，阿胶八分，人参、炒杏仁各七分，炙枇杷叶一片。

[制用法]　水一碗，煎六分，频频二三次，滚热服。

[功　　效]　清燥润肺，养阴益气。

[主　　治]　温燥伤肺，气阴两伤之重症。身热头痛，干咳无痰，气逆而喘，咽燥口渴等。

### 运用

1. 辨证要点

本方是治疗温燥伤肺重症的常用药方，临床以身热不退、干咳无痰、气逆而喘、舌干少苔、脉虚大而数为辨证要点。

2. 加减变化

若燥热灼津成痰，痰多难咯，可加贝母、瓜蒌；若燥热动血，咳逆咯血，可去人参，加水牛角、白及、生地黄，以凉血止血。

3.现代运用

　　本方常用于治疗支气管哮喘、急慢性支气管炎、肺部肿瘤、肺炎等。

4.注意事项

　　脾虚痰湿内盛，胸膈满闷者忌用。

## 麦门冬汤

[方　源] 《金匮要略》

[组　成] 麦冬七升，半夏一升，人参三两，甘草二两，粳米三合，大枣十二枚。

[制用法] 水煎服。

[功　效] 清养肺胃，降逆下气。

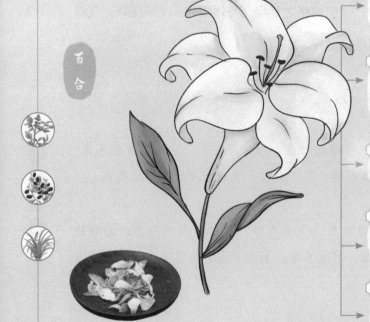

百合

**别　名**

重迈、中逢花、重箱、摩罗、强瞿、百合蒜。

**用药部分**

百合科植物百合、麝香百合、细叶百合的干燥肉质鳞叶。

**性味归经**

性寒味甘；归肺、心、胃经。

**功　效**

养阴润肺，清心安神。

**使用禁忌**

脾虚、咳嗽、寒性体质及中寒便溏者忌服。

[主　治] ①虚热肺痿。咳唾涎沫，口干咽燥，手足心热，舌红少苔，脉虚数。

②胃阴不足证。气逆呕吐，口渴咽干，舌红少苔，脉虚数。

 运用

### 1. 辨证要点

本方为治疗肺胃阴虚、气机上逆所导致的咳嗽或呕吐的常用方剂，临床辨证要点为咳唾涎沫、短气喘促、或口干呕逆、舌干红少苔、脉虚数。

### 2. 加减变化

若肺痿阴伤严重，加北沙参、玉竹，以滋阴润燥；若胃阴不足，胃脘灼热而痛，加白芍、川楝子、石斛，以养阴益胃、缓急止痛。

### 3. 现代运用

本方常用于治疗慢性支气管炎、支气管扩张、慢性咽喉炎、硅肺、肺结核等，属于肺胃阴虚、气火上逆者。亦治胃及十二指肠溃疡、慢性萎缩性胃炎等，证属胃阴不足、胃气上逆者。

### 4. 注意事项

若有寒痰壅肺导致的咳逆，脾胃虚寒导致的呕吐等症状，不宜使用本方。

## 百合固金汤

[方　源] 《慎斋遗书》

[组　成] 百合、麦冬、贝母各一钱半，熟地黄、生地黄、当归身各三钱，白芍、甘草各一钱，桔梗、玄参各八分。

[制用法] 水煎服。

[功　效] 滋肾润肺，止咳化痰。

[主　治] 肺肾阴亏，虚火上炎证。咳嗽气喘，痰中带血，咽喉燥痛，舌红苔少，脉细数等。

☞ 运用

1. 辨证要点

本方是治疗肺肾阴亏，虚火上炎而致咳嗽痰血证的常用药方，临床以咳嗽气喘、咽喉燥痛、舌红少苔、脉细数为辨证要点。

2. 加减变化

若痰多而色黄，可加胆南星、黄芩、瓜蒌皮，以清肺化痰；若咳血重，可去升提之桔梗，加白及、白茅根、仙鹤草，以止血；若咳喘甚，可加杏仁、五味子、款冬花，以止咳平喘。

3. 现代运用

本方常用于治疗慢性支气管炎、支气管扩张咯血、自发性气胸等。

4. 注意事项

本方药物具有滋阴的功效，脾虚便溏者忌用。

## 养阴清肺汤

[方　源] 《重楼玉钥》

[组　成] 大生地黄二钱，玄参一钱半，麦冬一钱二分，贝母、牡丹皮、炒白芍各八分，薄荷、生甘草各五分。

[制用法] 水煎取汁，分二次服。

[功　效] 养阴清肺，解毒利咽。

[主　治] 阴虚肺燥之白喉证。喉间起白如腐，不易拭去，咽喉肿痛，鼻干唇燥，脉数等。

## 👉 运用

### 1. 辨证要点

本方是治疗虚热白喉证、阴虚咽痛的常用药方，临床以咽喉肿痛，或咽喉燥痛、喉间起白如腐，不易拭去，干咳、鼻干唇燥、脉数为辨证要点。

### 2. 加减变化

若热毒重，可加银花、连翘，以清热解毒；若阴虚甚，可加熟地黄，以滋阴补肾；若燥热甚，可加天冬、鲜石斛，以养阴润燥。

### 3. 现代运用

本方常用于治疗白喉、慢性咽炎、咽喉炎、扁桃体炎等。

### 4. 注意事项

白喉忌解表发散使用本方收效后，仍需要继续使用数剂，以巩固治疗效果。

## 沙参麦冬汤

[方　源] 《温病条辨》

[组　成] 沙参、麦冬各三钱，玉竹二钱，冬桑叶、天花粉、生白扁豆各一钱五分，生甘草一钱。

[制用法] 水五杯，煮取二杯，日服二次。

[功　效] 清养肺胃，生津润燥。

[主 治] 燥伤肺胃或肺胃阴津不足证。咽干口渴，或干咳少痰，舌
红少苔，脉细数等。

☞ 运用

1. 辨证要点

临床应用以身热不甚或不发热，咽干口渴，干咳少痰，
舌红少苔为其辨证要点。

2. 加减变化

若久热久咳，加地骨皮；咽干口渴严重，重用沙参、玉竹、
麦冬、花粉；若发热，重用桑叶，加石膏；若干咳明显，重用
沙参、麦冬、玉竹，加贝母、
天冬、杏仁、蜜炙款冬花、蜜百
部等。

3. 现代运用

本方常用于治疗肺结核、支
气管扩张、上呼吸道感染等。

4. 注意事项

外感咳嗽及脾胃虚寒者忌用。

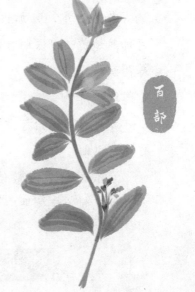

百部

# 第十六章

# 祛湿剂

祛湿剂是以祛湿之品为主要成分，具有化湿利水、通淋泻浊等作用，主治水湿病证的方剂。

湿与水，虽然名字不同但属于同类，散漫无形属于湿，积累有形属于水。湿邪包括外湿与内湿两种。总体来说，外部湿邪可以通过表散微汗来缓解；内部湿邪可通过芳香苦燥来化解。按照成因划分，湿邪又有寒气凝结或由热气化湿等，应根据不同病因及症状采取相应治法。

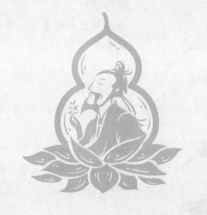

# 藿香正气散

[方　源]　《太平惠民和剂局方》

[组　成]　藿香三两，大腹皮、白芷、紫苏、茯苓各一两，半夏曲、白术、陈皮、姜厚朴、苦桔梗各二两，炙甘草二两半。

[制用法]　上为细末，每服二钱，水一盏，生姜三片，大枣一枚，煎至七分，热服，如欲出汗，衣被盖，再煎并服。

[功　效]　解表化湿，理气和中。

[主　治]　外感风寒，内伤湿滞证。霍乱吐泻，头痛，恶心呕吐，脘腹胀痛等。

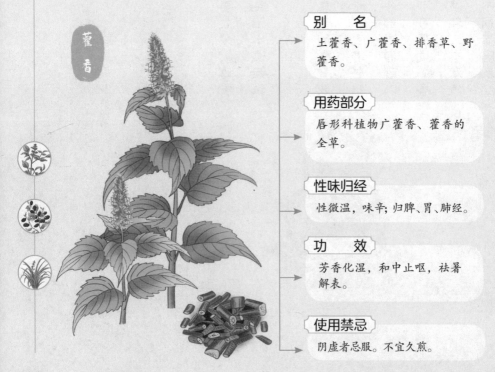

藿香

**别　名**

土藿香、广藿香、排香草、野藿香。

**用药部分**

唇形科植物广藿香、藿香的全草。

**性味归经**

性微温，味辛；归脾、胃、肺经。

**功　效**

芳香化湿，和中止呕，祛暑解表。

**使用禁忌**

阴虚者忌服。不宜久煎。

## 运用

### 1. 辨证要点

本方是治疗外寒内湿证的常用药方，临床以腹痛吐利、发热恶寒、舌苔白腻、脉沉为辨证要点。

### 2. 加减变化

若里湿重、舌苔厚腻，用苍术替换白术；若表寒重、寒热无汗，可加香薷，或多加苏叶、白芷；若内湿化热、苔兼黄，可加黄连、栀子；若兼饮食停滞、吞酸吐腐，可加神曲、莱菔子；若气滞脘腹胀痛较重，可加木香、沉香；若湿注大肠、腹泻尿少，可加薏苡仁、车前子。

### 3. 现代运用

本方常用于治疗夏秋季节性感冒、流行性感冒、急性胃肠炎、消化不良等。

### 4. 注意事项

湿热吐泻者，不宜使用此方。方中药物多具有芳香辛散的性质，故作汤剂煎煮时应采用武火急煎。

## 八正散

[方　　源]　《太平惠民和剂局方》

[组　　成]　车前子、山栀子仁、瞿麦、炙甘草、萹蓄、木通、滑石、大黄（面裹煨）各一斤。

[制用法]　上为散，每服二钱，水一盏，入灯心草，煎至七分，去滓，温服，食后临卧。

[功　　效]　清热泻火，利水通淋。

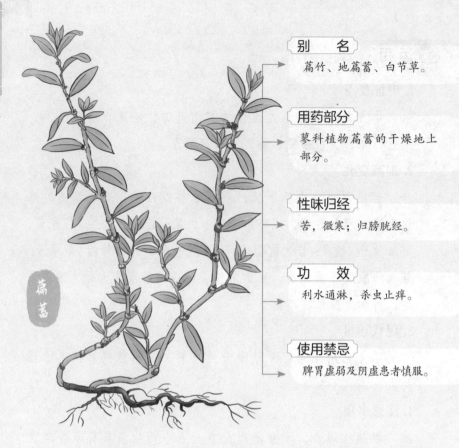

**别　名**

萹竹、地萹蓄、白节草。

**用药部分**

蓼科植物萹蓄的干燥地上
部分。

**性味归经**

苦，微寒；归膀胱经。

**功　效**

利水通淋，杀虫止痒。

**使用禁忌**

脾胃虚弱及阴虚患者慎服。

萹蓄

[主　治]　湿热淋证。小便浑赤，尿频尿急，淋沥不畅，口燥咽干，
舌苔黄腻，脉滑数等。

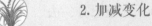 运用

1. 辨证要点

本方是治疗湿热淋证的常用药方，临床以尿频尿痛、淋
沥不畅、小便浑赤、苔黄腻、脉滑数为辨证要点。

2. 加减变化

若热伤膀胱血络、小便出血，可加小蓟、白茅根、旱莲草，
以凉血止血；若小便浑浊比较严重，可加萆薢、菖蒲，以分清
利浊；若湿热壅结而致石淋涩痛，可加海金沙、金钱草、川楝

子，以化石通淋。

### 3. 现代运用

本方常用于治疗尿道炎、急性膀胱炎、急性前列腺炎、泌尿系统结石等。

### 4. 注意事项

脾虚气淋、肾虚劳淋者忌用；孕妇慎用。

## 三仁汤

[方　源]　《温病条辨》

[组　成]　杏仁、半夏各五钱，飞滑石、生薏苡仁各六钱，白通草、厚朴、白蔻仁、淡竹叶各二钱。

[制用法]　甘澜水八碗，煮取三碗，每服一碗，日三服。

[功　效]　宣畅气机，清利湿热。

[主　治]　湿重于热证。头痛恶寒，身重头疼，面色淡黄，苔白不渴等。

### 运用

#### 1. 辨证要点

本方是治疗湿温初起、湿重于热证的代表药方，临床以身重疼痛、头痛恶寒、胸闷不饥、午后身热、苔白不渴为辨证要点。

#### 2. 加减变化

若湿温初起，卫分症状明显，可加藿香、佩兰；若热重而苔黄腻，可加黄芩；若湿伏膜原，寒热往来，可加青蒿、草果；若夹秽浊、恶心呕吐，可加佩兰、石菖蒲；若湿毒犯脑，

# 薏苡

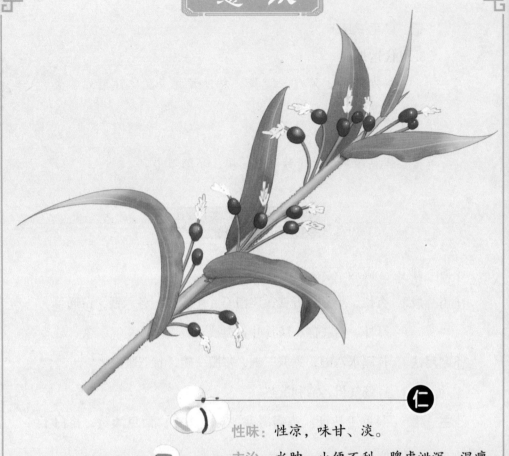

仁

性味：性凉，味甘、淡。

主治：水肿，小便不利，脾虚泄泻，湿痹
拘挛，肺痈，肠痈，赘疣，癌肿。

产地分布：多为栽培，生长于排水良好的肥沃砂质壤土中，原产于
福建、河北、辽宁等地，现全国各省均有栽培。

成熟周期：花、果期7-10月。

形态特征：秆直立，丛生，基部节上生根。叶互生，长披针形，鞘
状抱茎，中脉明显，无毛。花单性同株。颖果包藏于球
形中空骨质总苞内。秋末种子成熟时，割下地上部分，
脱粒，晒干。

功　　效：利水渗湿，健脾止泻，除痹消痈，解毒散结。

见头痛、神呆，可加石菖蒲、郁金、胆南星、水牛角丝；若湿重苔白厚腻、脘痞身重，适量添加茯苓、猪苓、大腹皮；若湿温初起夹表证，而身热恶寒、肢体倦怠、胸闷口腻，可去滑石、竹叶，加藿香、赤苓、猪苓、豆豉、泽泻。

### 3. 现代运用

本方常用于治疗肠伤寒、关节炎、胃肠炎、湿疹、胆囊炎等。

### 4. 注意事项

热重于湿者忌用。

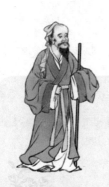

## ·中 医 小 知 识·

### 气机

气机泛指功能活动，指人体脏腑经络等的生理性和病理性活动。人体气机活动的基本形式主要为升、降、出、入四种。若气机运行失常，则出现气逆、气郁、气滞、气陷、气闭甚至气机泄脱等病变，这时就需要调理气机，使其通畅。

## 甘露消毒丹

[方　源]　《医效秘传》

[组　成]　飞滑石十五两，绵茵陈十一两，淡黄芩十两，川贝母、木通各五两，石菖蒲六两，藿香、连翘、白蔻仁、薄荷、射干各四两。

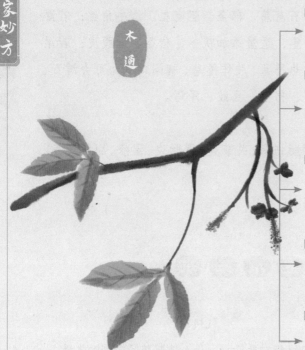

木通

**别　名**

附支、丁翁。

**用药部分**

木通科木通属植物木通、三叶木通或白木通的干燥藤茎。

**性味归经**

性寒，味苦；归心、小肠、膀胱经。

**功　效**

清心火，利尿通淋，通经下乳。

**使用禁忌**

忌食油腻生湿、酸辣刺激性食物。孕妇慎用。

[制用法]　生晒研末，每服三钱，开水调下。或神曲糊丸，如弹子大，开水化服。

[功　效]　利湿化浊，清热解毒。

[主　治]　湿温时疫之湿热并重证。肢酸咽痛，发热倦怠，胸闷腹胀，颐肿口渴，小便短赤，泄泻淋浊，舌苔白或厚腻或干黄，脉濡数或滑数等。

👉 **运用**

**1. 辨证要点**

　　本方是治疗湿温时疫、湿热并重证的常用药方，临床以身热肢酸、咽痛身黄、口渴尿赤、舌苔白腻或微黄为辨证要点。

2.加减变化

　　若咽颐肿甚，可加山豆根、板蓝根等，以解毒消肿利咽；若黄疸明显，可加栀子、大黄，以清泄湿热。

3.现代运用

　　本方常用于治疗黄疸型传染性肝炎、胆囊炎、急性胃肠炎、肠伤寒、钩端螺旋体病等。

4.注意事项

　　湿热入营、谵语舌绛者，不宜使用本方。

## 防己黄芪汤

[方　源] 《金匮要略》

[组　成] 防己一两，白术七钱半，甘草（炒）半两，黄芪一两一分。

[制用法] 上锉麻豆大，每抄五钱匕，加生姜四片、大枣一枚、水一盏半，煎八分，去滓，温服，良久再服。

[功　效] 益气祛风，健脾利水。

[主　治] 表虚不固之风水或风湿证。汗出恶风，身重微肿，小便不利，舌淡苔白，脉浮等。

### 运用

1.辨证要点

　　本方是治疗风湿、风水属表虚证的常用药方，临床以小便不利、汗出恶风、苔白、脉浮为辨证要点。

2.加减变化

　　若肺气不宣而喘，可加麻黄、苏叶；若肝肾虚寒，腰膝冷痛，可加肉桂、杜仲；若兼肝脾不和而腹痛，加白芍；若中

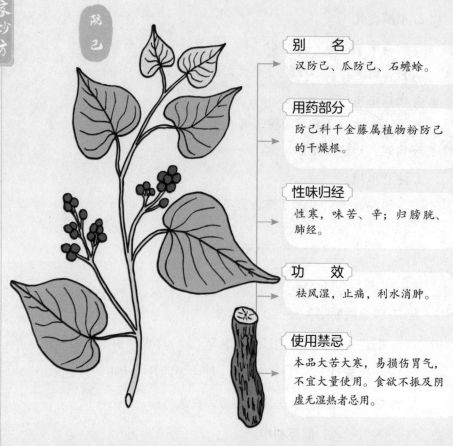

防己

**别 名**

汉防己、瓜防己、石蟾蜍。

**用药部分**

防己科千金藤属植物粉防己
的干燥根。

**性味归经**

性寒，味苦、辛；归膀胱、
肺经。

**功 效**

祛风湿，止痛，利水消肿。

**使用禁忌**

本品大苦大寒，易损伤胃气，
不宜大量使用。食欲不振及阴
虚无湿热者忌用。

阳不振而气逆冲上，可加桂枝；若风湿偏甚，全身肢节沉重疼
痛较重，可加秦艽、独活、木瓜；若风水偏甚，全身浮肿较重，
可加茯苓皮、泽泻；若卫阳不足所致皮水病，四肢肿，水气在
皮肤中，四肢聂聂动，可去白术，加茯苓、桂枝。

3.现代运用

　　本方常用于治疗风湿性关节炎、心源性水肿、慢性肾小
球肾炎等。

# 第十七章 祛痰剂

祛痰剂是以祛痰之品为主要成分，具有消除痰涎等作用，主治各种痰证的方剂。

痰为人体的病理产物，若滞留在脏腑、经络或肢体中，会导致疾病发生，并且痰病的范围很广，病证多样。根据其性质可分为湿痰、热痰、燥痰、寒痰、风痰等，而祛痰剂也相应分为燥湿化痰、清热化痰、润燥化痰、温化寒痰、化痰熄风五类。

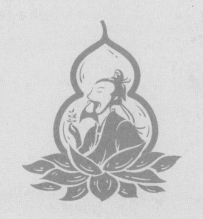

# 贝母瓜蒌散

[方　　源]　《医学心悟》

[组　　成]　贝母一钱五分，瓜蒌一钱，天花粉、茯苓、橘红、桔梗各
　　　　　　八分。

[制用法]　水煎服。

[功　　效]　润肺清热，理气化痰。

[主　　治]　燥痰咳嗽证。咳嗽呛急，咳痰难出，咽喉干痛，舌红苔白
　　　　　　而干等。

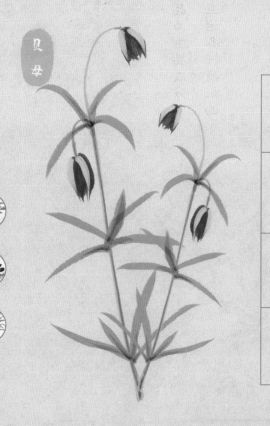

**别　名**
川贝母、叶贝母、尖贝母。

**用药部分**
百合科贝母属植物川贝母、暗
紫贝母、甘肃贝母等的鳞茎。

**性味归经**
性微寒，味苦、甘；归肺、
心经。

**功　效**
清热润肺，化痰止咳，解郁
散结。

**使用禁忌**
脾胃虚寒及寒痰、湿痰者慎服。
不宜与乌头类药材同服。

## 运用

### 1. 辨证要点

本方是润燥化痰的常用药方，临床以咯痰难出、咽喉干燥、舌红苔白而干为辨证要点。

### 2. 加减变化

若患者因肺结核、肺炎等出现燥痰症状，可以根据病情加减用药。

### 3. 现代运用

本方常用于治疗肺结核、肺炎等。

### 4. 注意事项

虚火上炎及温燥伤肺之咳嗽者，不宜使用本方。

# 清气化痰丸

[方　源]　《医方考》

[组　成]　胆南星、制半夏各一两半，陈皮、杏仁、枳实、酒黄芩、瓜蒌仁、茯苓各一两。

[制用法]　姜汁为小丸，每服二至三钱，温开水送服。

[功　效]　清热化痰，理气止咳。

[主　治]　痰热咳嗽证。咳痰黄稠，胸膈痞满，甚则气急呕恶烦躁，舌苔黄腻等。

## 运用

### 1. 辨证要点

本方是治疗痰热咳嗽的常用药方，临床以咳嗽痰黄、黏

# 黄芩

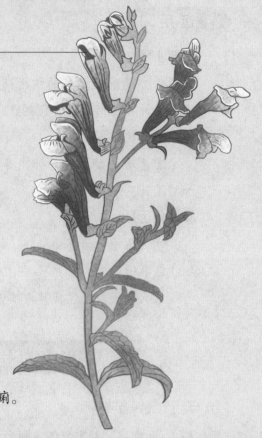

**花**

性味：性寒，味苦。

主治：湿温，暑湿，胸闷呕恶，
　　　湿热痞满。

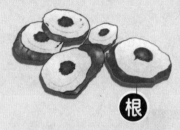

**根**

性味：性寒，味苦。

主治：各种发热，黄疸，泻痢。

产地分布：多生长于草原、干燥砾质的山坡，分布于黑龙江、吉林、辽
　　　　　宁、河北、河南、山东、四川、云南、山西、陕西、甘肃、
　　　　　内蒙古等地。

成熟周期：花期7-10月，果期8-10月。

形态特征：主根又长又大，略呈圆锥状，外皮为褐色。茎呈方形，基部
　　　　　多分枝，光滑或被短毛。叶对生，卵状披针形、披针形或线
　　　　　状针形。无柄或有短柄。总状花序腋生，花偏向一方；萼钟
　　　　　形，被白色长柔毛，先端5裂；花冠呈唇形，筒状，紫色，
　　　　　表面被白色短柔毛。小坚果近圆形，黑色。

功　　效：清热燥湿，泻火解毒，止血，安胎。

稠量多、胸闷、舌质红、苔黄腻、脉滑数为辨证要点。

**2. 加减变化**

若肺热兼腑实之大便秘结，可加大黄，以泻热通便；若痰热盛而伤阴，可加天花粉、麦冬，以清热生津；若肺热较盛，可加桑白皮、石膏、鱼腥草，以清泻肺热；若咳喘甚，可加麻黄、紫苏子，以宣肺降气、止咳平喘。

**3. 现代运用**

本方常用于治疗肺炎、慢性支气管炎急性发作、肺结核等。

**4. 注意事项**

寒痰、湿痰者忌用本方。

## 半夏白术天麻汤

[方　源]　《医学心悟》

[组　成]　半夏一钱五分，白术三钱，天麻、茯苓、橘红各一钱，甘草五分。

[制用法]　加生姜一片、大枣二枚，水煎服。

[功　效]　化痰熄风，健脾祛湿。

[主　治]　风痰上扰证。眩晕头痛，恶心呕吐，舌苔白腻，脉弦滑等。

运用

**1. 辨证要点**

本方是治疗风痰眩晕、头痛的常用药方，临床以眩晕头痛、舌苔白腻、脉弦滑为辨证要点。

**2. 加减变化**

若眩晕比较严重，可加僵蚕、胆南星等，以加强化痰熄

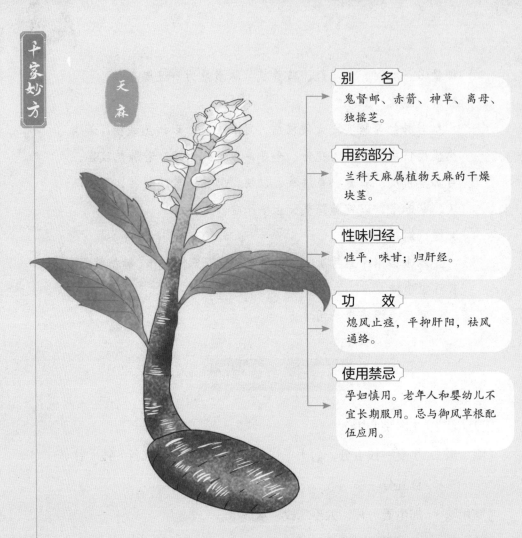

天麻

**别　名**

鬼督邮、赤箭、神草、离母、独摇芝。

**用药部分**

兰科天麻属植物天麻的干燥块茎。

**性味归经**

性平，味甘；归肝经。

**功　效**

熄风止痉，平抑肝阳，祛风通络。

**使用禁忌**

孕妇慎用。老年人和婴幼儿不宜长期服用。忌与御风草根配伍应用。

风之力；若呕吐甚，可加代赭石、旋覆花，以镇逆止呕；若头痛甚，可加蔓荆子、沙苑子等，以祛风止痛；若湿痰偏盛，舌苔白滑，可加泽泻、桂枝，以渗湿化饮；若兼气虚，可加党参、生黄芪，以益气。

3. 现代运用

　　本方常用于治疗耳源性眩晕、神经性眩晕、高血压等。

4. 注意事项

　　阴虚阳亢，气血不足所致之眩晕，忌用本方。

# 小陷胸汤

[方　源] 《伤寒论》

[组　成] 黄连一两，瓜蒌实大者一枚，半夏（洗）半升。

[制用法] 上三味，以水六升，先煮瓜蒌，取三升，内诸药，煮取二升，去滓，分温三服。

[功　效] 清热化痰，宽胸散结。

[主　治] 痰热互结之结胸证。心胸痞闷，咳痰黄稠，舌红苔黄腻，脉滑数等。

 运　用

### 1. 辨证要点

本方是治疗痰热结胸的常用药方，临床以胸脘痞闷、按之则痛、舌红苔黄腻、脉滑数为辨证要点。

### 2. 加减变化

若燥热结滞而大便秘结，可加元明粉、莱菔子；若痰热偏甚见咳吐黄痰较多，可加贝母、知母；若痰热扰心而心烦较重，可加竹叶、灯心草；若痰结气滞而胸脘痞闷较重，可加枳实、厚朴；若邪陷少阳，痰热内阻，而寒热往来，胸胁痞痛，呕恶不食，或咳嗽痰稠，口苦苔黄，脉滑数有力，可加桔梗、枳实、柴胡、生姜、黄芩。

### 3. 现代运用

本方常用于治疗急性胃炎、肝炎、胆囊炎、冠心病、急性支气管炎等。

# 三子养亲汤

[方　源]　《韩氏医通》

[组　成]　紫苏子、白芥子、莱菔子。（原书未注用量）

[制用法]　上药各洗净，微炒，击碎。看何证多，则以所主者为君，余次之。每剂不过三钱，用生绢小袋盛之，煮沸汤饮，代茶水啜用，不宜煎熬太过。

[功　效]　顺气降逆，化痰消食。

[主　治]　痰壅气逆食滞证。咳喘痰多，胸痞，食少难消，苔白腻，脉滑等。

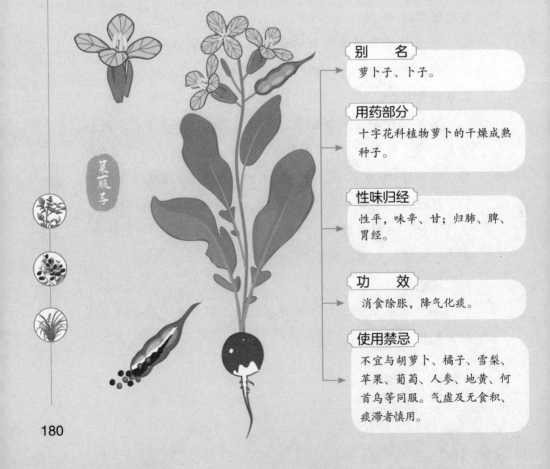

菜菔子

**别　名**
萝卜子、卜子。

**用药部分**
十字花科植物萝卜的干燥成熟种子。

**性味归经**
性平，味辛、甘；归肺、脾、胃经。

**功　效**
消食除胀，降气化痰。

**使用禁忌**
不宜与胡萝卜、橘子、雪梨、苹果、葡萄、人参、地黄、何首乌等同服。气虚及无食积、痰滞者慎用。

## 运用

### 1. 辨证要点

本方是治疗寒痰食滞、肺气上逆证的常用药方，临床以咳嗽痰多、食少胸痞、舌苔白腻、脉滑为辨证要点。

### 2. 加减变化

若痰多，多加白芥子，加半夏、紫菀，以增强化痰之力；若食积而食少难消明显，多加莱菔子，加神曲、麦芽，以协和胃消食之力；若气逆而胸闷喘咳甚，多加紫苏子，加厚朴、杏仁、地龙，以助降气止咳平喘之功；若脾虚明显，或合用四君子汤，以益脾，或合用理中丸，以温中。

### 3. 现代运用

本方常用于治疗慢性支气管炎、支气管哮喘、肺气肿、肺源性心脏病等。

### 4. 注意事项

气虚久咳及阴虚、肺热咳喘者，不宜使用本方。本方偏辛散温燥，容易损伤正气，不宜久服。

## 苓甘五味姜辛汤

[方　　源]　《金匮要略》

[组　　成]　茯苓四两，甘草、干姜、细辛各三两，五味子半升。

[制用法]　上五味，以水八升，煮取三升，去滓，温服半升，日三服。

[功　　效]　温肺化饮。

[主　　治]　寒饮或寒痰咳嗽。痰多稀白，苔白滑，脉弦滑等。

# 干 姜

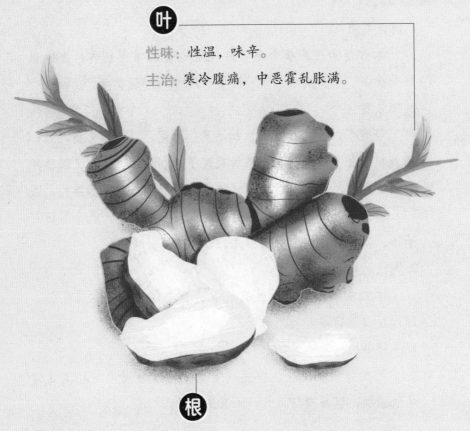

**叶**

性味：性温，味辛。

主治：寒冷腹痛，中恶霍乱胀满。

**根**

性味：性热，味辛。

主治：脾胃寒证，呕吐泄泻，亡阳证，肢冷脉微，寒饮喘咳。

产地分布：为栽培，生长于温暖、湿润的环境中，分布于四川、贵州、
广东、广西、湖北、福建等地。

成熟周期：冬季采挖。

形态特征：姜的叶呈线状披针形，光滑无毛。花茎自根茎生出；穗
状花序卵形至椭圆形。苞片淡绿色，卵圆形；花冠黄绿
色，裂片披针形。根茎肥厚，有辛辣味。

功　　效：温中散寒，回阳通脉，温肺化饮。

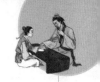

 **运用**

1. 辨证要点

　　本方是治疗寒饮咳嗽的常用药方，临床以咳嗽痰多、质稀色白、舌苔白滑、脉象弦滑为辨证要点。

2. 加减变化

　　若咳喘痰多甚，可适量添加杏仁、紫苏子、半夏、厚朴、陈皮、款冬花等，以降肺气、化痰饮、畅气机、止咳喘。

3. 现代运用

　　本方常用于治疗慢性支气管炎、肺气肿等。

4. 注意事项

　　凡有肺热、肺燥、阴虚及湿热咳喘者忌用。

# 止嗽散

[方　源] 《医学心悟》

[组　成] 桔梗（炒）、紫菀（蒸）、白前（蒸）、荆芥、百部各二斤，甘草（炒）十二两，陈皮一斤。

[制用法] 共为末，每服三钱，开水调下，食后、临卧服。初感风寒，生姜汤调下。

[功　效] 止咳化痰，疏表宣肺。

[主　治] 外感咳嗽证。咳嗽咽痒，或微有恶风发热，舌苔薄白，脉浮缓等。

 **运用**

1. 辨证要点

　　本方是治疗表邪未尽、肺气失宣而致咳嗽的常用药方，

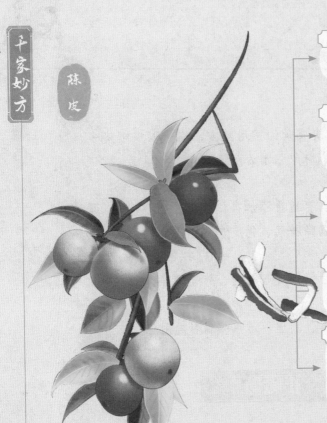

千家妙方

陈皮

**别　名**

橘皮、贵老、黄橘皮、红皮。

**用药部分**

芸香科柑橘属植物橘的干燥成熟果皮。

**性味归经**

性温，味辛、苦；归脾、肺经。

**功　效**

理气和中，燥湿化痰，健脾利水。

**使用禁忌**

气虚证、阴虚燥咳、吐血证及舌赤少津、内有实热者慎服。忌性生冷、黏腻、易生痰的食物。

临床以咳嗽咽痒、微恶风发热、苔薄白为辨证要点。

2.加减变化

若湿聚生痰，痰涎黏稠，可加半夏、茯苓、桑白皮，以除湿化痰；若外感风寒初起，头痛鼻塞、恶寒发热等表证较重，可加防风、紫苏、生姜，以解表散邪；若燥气焚金、干咳无痰，可加瓜蒌、贝母、知母，以润燥化痰。

3.现代运用

本方常用于治疗上呼吸道感染、支气管炎、百日咳等。

4.注意事项

肺热咳嗽或阴虚劳嗽者忌用。

184

# 第十八章

## 消食剂

消食剂是以消导药为主要成分，具有消痞化积或消食健脾作用，主治食积停滞的方剂。

由于食物停滞在体内，导致气机运行不畅，会使脾胃的升降功能失调，甚至损伤脾胃；而脾胃虚弱，消化功能减弱，又可能造成食积停滞，从而产生恶性循环。因此，治疗食积证应选择健脾消食的方法，达到消补兼施的目的。

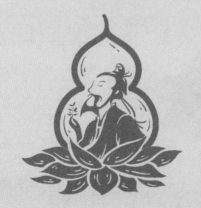

# 保和丸

[方　源]　《丹溪心法》

[组　成]　山楂六两，半夏、茯苓各三两，神曲二两，陈皮、莱菔子、连翘各一两。

[制用法]　上药共研为末，炊饼丸，如梧桐子大，每服七八十丸，食远白汤送服。

[功　效]　消食化滞，理气和胃。

[主　治]　食积证。脘腹胀满，嗳腐厌食，恶心呕吐，大便泄泻，舌苔厚腻等。

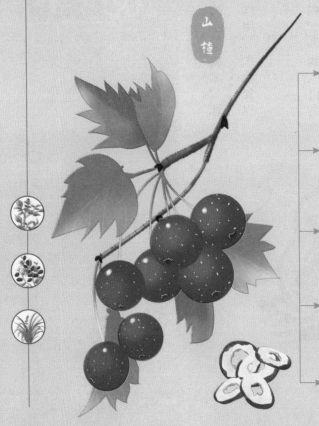

山楂

**别　名**

山楂子、红果、山里红、赤瓜子。

**用药部分**

蔷薇科植物山楂的干燥成熟果实。

**性味归经**

性微温，味酸、甘；归脾、胃、肝经。

**功　效**

消食健胃，行气散瘀，化浊降脂。

**使用禁忌**

脾胃虚弱者、病后体虚者、孕妇、胃酸分泌过多者忌服。

## 运用

**1. 辨证要点**

本方是治疗食积的常用药方，临床以嗳腐厌食、脘腹胀满、苔厚腻、脉滑为辨证要点。

**2. 加减变化**

若食积化热比较严重而见苔黄脉数，可加黄连、黄芩；若食积较重，可加枳实、槟榔；若大便秘结，可加大黄；若兼脾虚，可加白术。

**3. 现代运用**

本方常用于治疗急慢性胃炎、肠炎、消化不良、慢性胆囊炎等。

**4. 注意事项**

本方属攻伐之剂，不宜久服。治疗期间饮食宜清淡。

## 葛花解醒汤

[方　源]　《内外伤辨惑论》

[组　成]　青皮三分，木香五分，人参、猪苓、白茯苓、橘皮各一钱五分，白术、干生姜、炒神曲、泽泻各二钱，缩砂仁、白豆蔻仁、葛花各五钱。

[制用法]　上药共研细末，和匀，每服三钱匕，白汤调下，但得微汗，酒病去矣。

[功　效]　分消酒湿，理气健脾。

[主　治]　酒积伤脾证。眩晕呕吐，小便不利，大便泄泻，舌苔腻，脉滑等。

# 白豆蔻

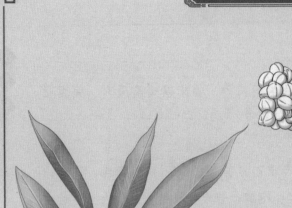

性味：性温，味辛。

主治：呕吐，胃痛，外感
风寒，呕吐泄泻，
寒湿泄泻。

性味：味微辛。

主治：反胃，呕吐。

**产地分布：** 多生长于湿润的环境中，分布于海南和云南等地。

**成熟周期：** 花期2-5月，果期7-8月。

**形态特征：** 茎直立，圆柱状。叶片为线状披针形、披针形或倒披针
形，无叶柄，先端狭渐尖，基部狭，边缘近波状，两面
光滑，背长硬毛。穗状花序生于根茎上，花冠呈透明黄
色，被微柔毛，带黄色或赤色条纹。蒴果扁球形。

**功　　效：** 化湿行气，温中止呕。

## 👉 运用

### 1. 辨证要点

本方是治疗酒积伤脾证的常用方剂，临床辨证要点为眩晕呕吐、胸膈痞闷、食少体倦、小便不利等。

### 2. 加减变化

伤酒为病，随人体之阴阳而有寒化、热化之分。若患者体质偏寒，可加吴茱萸以温中祛寒；若体质偏热，体内湿热堆积导致面色发红、感觉烦热、口渴饮冷等情况，则应减去辛燥之品，改用黄芩、黄连等具有清热燥湿功效的药物。另外，枳椇子有清热祛湿的功效，可用来解酒毒及治疗酒湿热化。

### 3. 现代运用

本方常用于治疗饮酒过量致醉或嗜酒成性等。

### 4. 注意事项

本方耗气伤阴，不宜久服。

## 枳实导滞丸

[方　源]　《内外伤辨惑论》

[组　成]　大黄一两，枳实、炒神曲各五钱，茯苓、黄芩、黄连、白术各三钱，泽泻二钱。

[制用法]　上药共为细末，汤浸蒸饼为丸，如梧桐子大，每服五十至七十丸，空腹时温水送服。

[功　效]　消食导滞，清热利湿。

[主　治]　湿热食积证。脘腹胀痛，大便秘结，小便短赤，下痢泄泻，舌苔黄腻，脉沉有力等。

**运用**

**1. 辨证要点**

本方是治疗湿热食积、内阻胃肠证的常用药方，临床以脘腹胀痛、大便失常、苔黄腻、脉沉有力为辨证要点。

**2. 加减变化**

若脘腹胀满比较严重，里急后重，可加木香、槟榔等，以助理气导滞之功。

**3. 现代运用**

本方常用于治疗慢性痢疾、肠胃功能紊乱、肠梗阻、慢性便秘等。

**4. 注意事项**

泄泻无积滞者及孕妇，忌用本方。

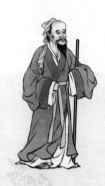

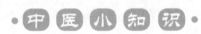

·中医小知识·

**导滞**

导滞是一种中医治疗方法，有通导积滞之义。通俗来讲就是将体内的食物、毒素等通过药物的方法排除、疏通，适用于消化不良、脘腹胀痛、便秘等证。导滞的代表药物有大黄、枳实、厚朴、槟榔等。

## 健脾丸

**[方 源]**《证治准绳》

[组　成] 白术（炒）二两半，白茯苓二两，人参一两五钱，神曲
　　　　　（炒）、陈皮、砂仁、麦芽（炒取面）、山楂肉、山药、
　　　　　肉豆蔻（面裹煨去油）各一两，木香、酒黄连、甘草各七
　　　　　钱半。

[制用法] 上药为细末，蒸饼为丸，如绿豆大，每服五十丸，空腹温
　　　　　开水送服，一日二次。

[功　效] 健脾和胃，消食止泻。

[主　治] 脾虚食积同时伴有湿热证。饮食不思，脘腹痞闷，舌腻微
　　　　　黄，脉象虚弱等。

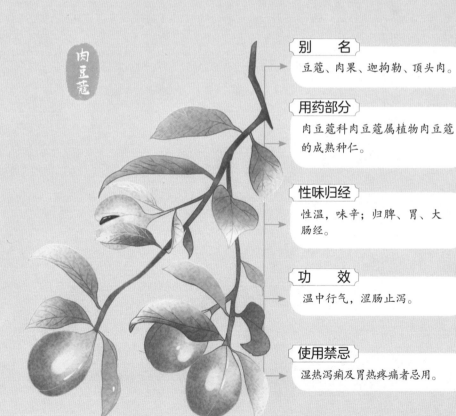

**肉豆蔻**

**别　名**
豆蔻、肉果、迦拘勒、顶头肉。

**用药部分**
肉豆蔻科肉豆蔻属植物肉豆蔻
的成熟种仁。

**性味归经**
性温，味辛；归脾、胃、大
肠经。

**功　效**
温中行气，涩肠止泻。

**使用禁忌**
湿热泻痢及胃热疼痛者忌用。

☞ 运用

**1. 辨证要点**

本方是治疗脾虚食滞的常用药方，临床以脘腹痞闷、食少难消、大便溏薄、苔腻微黄、脉虚弱为辨证要点。

**2. 加减变化**

若湿甚，可加车前子、泽泻、薏苡仁，以利水渗湿；若脾胃虚寒兼食滞，可去黄连，加干姜、附子。

**3. 现代运用**

本方常用于治疗慢性胃炎、慢性肠炎、消化不良、胃溃疡、胃肠功能紊乱、慢性痢疾等。

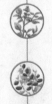

# 第十九章
# 痈疡剂

痈疡剂是具有解毒消肿、托里排脓、生肌敛疮等作用，用来治疗痈疽、疮疡类疾病的方剂。

痈疡是由于外感邪毒在体内凝聚不散而引起的局部化脓性、感染性病变。

根据不同类型、不同症状的痈疡，应当采取不同的药物配伍。如体表类痈疡，初起时多以清热解毒药为主，脓成时多以逐瘀排脓药为主，溃后期多以补药为主。

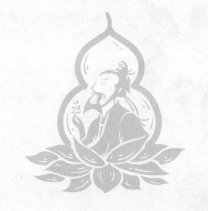

# 苇茎汤

[方　源] 《外台秘要》引《古今录验方》

[组　成] 苇茎二升，瓜瓣、薏苡仁各半升，桃仁五十枚。

[制用法] 上四味，以水一斗，先煮苇茎，得五升，去滓，内诸药，
　　　　　煮取二升，服一升，再服，当吐如脓。

[功　效] 清肺化痰，逐瘀排脓。

[主　治] 痰瘀互结证。身有微热，咳嗽痰多，胸中隐痛，舌红苔黄
　　　　　腻，脉滑数等。

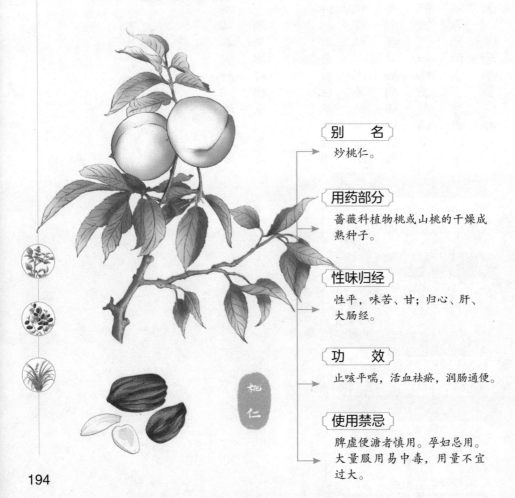

**别　名**

炒桃仁。

**用药部分**

蔷薇科植物桃或山桃的干燥成
熟种子。

**性味归经**

性平，味苦、甘；归心、肝、
大肠经。

**功　效**

止咳平喘，活血祛瘀，润肠通便。

**使用禁忌**

脾虚便溏者慎用。孕妇忌用。
大量服用易中毒，用量不宜
过大。

桃
仁

## 运用

### 1. 辨证要点

本方是治疗肺痈的常用方剂，肺痈初期或者已经成型，均可使用本方。临床辨证要点为胸痛、咳嗽、吐腥臭痰或吐脓血、舌红苔黄腻、脉滑数。

### 2. 加减变化

如果有肺痈症状，但尚未形成脓，应添加金银花、鱼腥草以增强本方清热解毒的功效；如果已经形成脓，可加桔梗、生甘草、贝母来增强化痰排脓的功效。

### 3. 现代运用

本方常用于治疗肺脓肿、大叶性肺炎、支气管炎等。

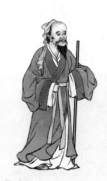

·中医小知识·

**苇茎汤与大黄牡丹汤的异同**

苇茎汤与大黄牡丹汤中都含有桃仁和冬瓜仁，有破血排脓的功效。但是两者的侧重点有所不同，苇茎汤能治疗痰热郁结的肺痈，而大黄牡丹汤重在治疗血瘀气滞的肠痈。

## 五味消毒饮

[方　源]《医宗金鉴》

[组　成] 金银花三钱，野菊花、蒲公英、紫花地丁、紫背天葵子各

二钱。

[制用法] 水一盅，煎八分，加无灰酒半盅，再滚二三沸时，热服，
被盖出汗为度。

[功 效] 清热解毒，消散疔疮。

[主 治] 痈疮疔肿证。恶寒发热，或红肿热痛，舌红苔黄，脉数等。

## 运用

### 1. 辨证要点

本方是用于治疗疮疡初起证的常用方剂，临床辨证要点
为疮形如粟、坚硬根深、状如铁钉，以及痈疡疔肿、红肿热痛、
舌红苔黄、脉数。

### 2. 加减变化

如果发热较重的患者，可添加黄连、连翘等具有清泄热
毒功效的药物；若血中热毒旺盛的患者，应添加赤芍、牡丹皮、

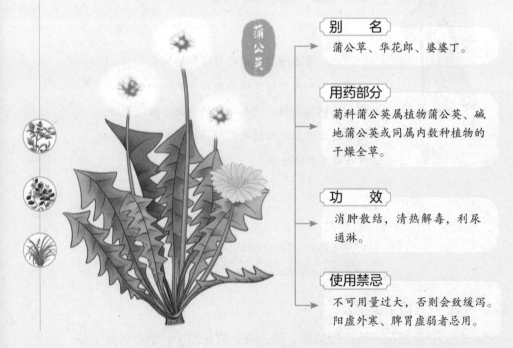

**蒲公英**

**别 名**
蒲公草、华花郎、婆婆丁。

**用药部分**
菊科蒲公英属植物蒲公英、碱
地蒲公英或同属内数种植物的
干燥全草。

**功 效**
消肿散结，清热解毒，利尿
通淋。

**使用禁忌**
不可用量过大，否则会致缓泻。
阳虚外寒、脾胃虚弱者忌用。

生地黄等，以发挥凉血解毒的功效；若积液多、炎症包块较大，则加败酱草、红藤、双花；若腹部有剧烈疼痛，加赤芍、牡丹皮、红花、乳香、没药；若体质虚弱或内分泌失调，则加入茯苓、生地；若有尿频、尿痛、尿急的症状，则加滑石。

## 3. 现代运用

本方常用于治疗痤疮、急性痛风性关节炎、前列腺炎、银屑病、慢性盆腔炎、胃溃疡等。

## 4. 注意事项

脾胃虚弱、大便溏薄者慎用；阴疽肿痛者忌用。

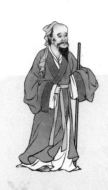

### ·中医小知识·

#### 五味消毒饮与仙方活命饮的异同

五味消毒饮与仙方活命饮都能治疗疮疡，且都重用金银花来清热解毒。但是两者的不同在于，五味消毒饮治疗的是热毒壅滞于肌肤的各种疮疡，无透脓、溃脓的功效，是治疗疔疮的常用方；仙方活命饮治疗气血瘀滞、营卫不畅的阳证痈疡肿毒初起，可消脓、溃脓。

## 透脓散

[方　源]　《外科正宗》

[组　成]　黄芪四钱，川芎三钱，当归二钱，皂角针一钱五分，山甲（炒末）一钱。

[制用法] 上五味药，清水先浸后煎（或酌加酒煎），过滤取汁，药渣再加水煎，合并煎液，温分服。

[功　效] 补气养血，托毒溃脓。

[主　治] 气血不足，痈疮脓成难溃证。疮痛内已成脓，不易外溃，漫肿无头，或无酸胀热痛。痈疽诸毒，内脓已成不溃破者。

## 👉 运 用

### 1. 辨证要点

临床辨证要点为痈疡红肿热痛、质软脓成、不易溃破。

### 2. 加减变化

体内热毒旺盛，有红肿热痛症状的患者，加蒲公英、紫花地丁等清除热毒；如果脓多并且胀痛，加桔梗、薏苡仁、冬瓜仁以排脓消肿。

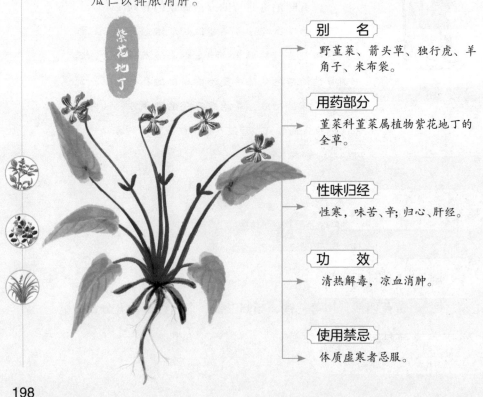

紫花地丁

**别　名**
野堇菜、箭头草、独行虎、羊角子、米布袋。

**用药部分**
堇菜科堇菜属植物紫花地丁的全草。

**性味归经**
性寒，味苦、辛；归心、肝经。

**功　效**
清热解毒，凉血消肿。

**使用禁忌**
体质虚寒者忌服。

3. 现代运用

　　本方常用于体表化脓性疾病属邪实正盛、酿脓难溃者。

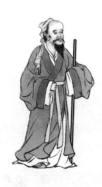

·中 医 小 知 识·

### 托毒溃脓

　　托毒溃脓又可称为托毒排脓、托里排脓，是中医中的一种治疗方法，指通过使用具有透邪托毒、补益内托作用的药物，将体内积聚的毒素排出，并排出脓液。此方法主要用于治疗因体内热毒过盛、正气不足、邪气内陷，正气无法抵御邪气而导致的气血不足、脓液无法自然溃破的症状，如唇疔、牙痈、上腭痈、颌下痈等。

## 阳和汤

[方　　源]　《外科证治全生集》

[组　　成]　熟地黄一两，麻黄五分，鹿角胶三钱，炒白芥子二钱，肉桂、生甘草各一钱，炮姜炭五分。

[制用法]　水煎服。

[功　　效]　温阳补血，散寒通滞。

[主　　治]　阳虚血亏，寒凝痰滞之阴疽。

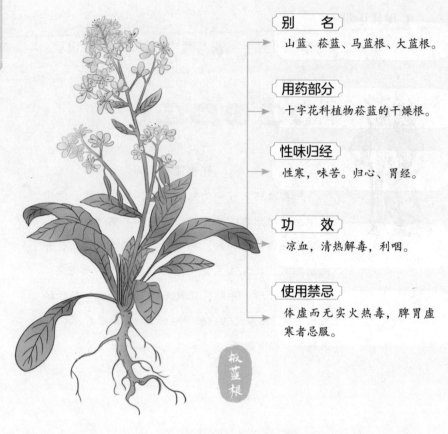

千家妙方

**别　名**

山蓝、菘蓝、马蓝根、大蓝根。

**用药部分**

十字花科植物菘蓝的干燥根。

**性味归经**

性寒，味苦。归心、胃经。

**功　效**

凉血，清热解毒，利咽。

**使用禁忌**

体虚而无实火热毒，脾胃虚寒者忌服。

板蓝根

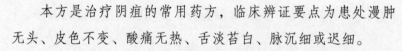 运用

**1. 辨证要点**

本方是治疗阴疽的常用药方，临床辨证要点为患处漫肿无头、皮色不变、酸痛无热、舌淡苔白、脉沉细或迟细。

**2. 加减变化**

若兼有气虚不足的症状，加入党参、黄芪等甘温补气的药物；若阴寒症状严重，加入附子以温阳散寒；若想增强温通血脉、和营通滞的作用，可以将肉桂换为桂枝。

**3. 现代运用**

本方常用于治疗骨结核、腹膜结核、慢性骨髓炎、骨膜炎、

200

慢性淋巴结炎、类风湿性关节炎、血栓闭塞性脉管炎、肌肉深部脓疡等属阴寒凝滞者。

### 4. 注意事项

本方中熟地黄的用量可适量增加，麻黄的用量应适量减少。阳证疮疡、红肿热痛、或阴虚有热、或疽已溃破者，不宜用此方。

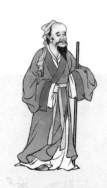

·中医小知识·

**阳和汤与冲和汤的异同**

阳和汤与冲和汤都有补益扶正的功效，并且都能治疗阴证痈疽。但是两种汤剂不同的点在于，阳和汤重在温阳补血，适用于寒凝痰滞的阴疽之证；冲和汤重在活血消散，补气透托，适用于元气不足、半阴半阳的痈疽之证，这样的痈疽似溃非溃，漫肿微痛。

## 四妙勇安汤

[方　源]　《验方新编》

[组　成]　金银花、玄参各三两，当归二两，甘草一两。

[制用法]　水煎服，一连十剂。药味不可减少，减则不效。

[功　效]　活血止痛，清热解毒。

[主　治]　热毒炽盛之脱疽。患肢暗红微肿灼热，疼痛剧烈，溃烂腐

臭，或烦热口渴，舌红，脉数等。

运用

**1. 辨证要点**

本方是用于治疗热毒炽盛之脱疽证的常用方剂，临床辨证要点为患肢暗红、微肿灼热、溃烂腐臭、疼痛剧烈，或见发热口渴、舌红脉数。

**2. 加减变化**

如果湿热症状严重，加入川柏、苍术、知母、泽泻；如果血瘀症状明显，加入桃仁、红花、虎杖；如果患者气血两虚，则加入党参、炙黄芪、生地黄、白术、鸡血藤。

**3. 现代运用**

本方常用于治疗下肢溃疡、下肢深静脉血栓形成、坐骨神经痛等。

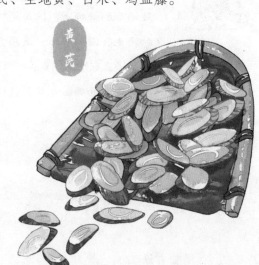

**4. 注意事项**

脾胃虚弱、大便溏薄者慎用。

# 中草药服药时间

一般而言，若病在胸膈以上，如肺脏、头面部疾患，应先进食后服药，这样可以使药物向上走，更好地接近病位；若病在胸腹以下，如脾胃、肛肠处，应先服药后进食，这样使药物能够下沉靠近病灶，更好地发挥治疗作用；若病在四肢血脉，适宜选择早晨空腹服药；若病在骨髓，应选择在晚上吃饱饭以后服药。

按照中医时间医学的理论，人体十二脏的气血运行与时辰密切相关，不同的中药应选择合适的时间进服。

补肾药、行水利湿药和催吐药应在清晨服用。

快到中午的时候，阳气升腾的力量最大。服用发汗解表药更利于将致病的外邪驱逐体外。

至于驱虫和泻下药，则适宜在夜晚空腹服用。由于夜晚 21~23 时是肾脏功能最虚衰的时候，这时服用滋养阴血药，能加快吸收，更好地发挥药效。

对于安神药，应在临睡前服用，以便卧床后及时进入睡眠状态。

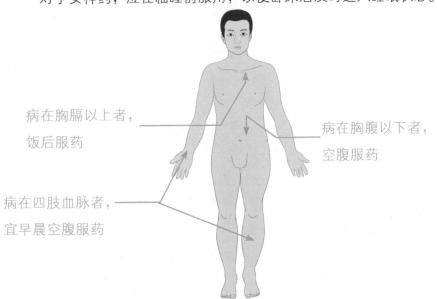

病在胸膈以上者，饭后服药

病在胸腹以下者，空腹服药

病在四肢血脉者，宜早晨空腹服药

# 服药禁忌速查表

　　服用中药时，应当避免进食与方药作用相反的食物，以免带来不好的影响。其中，油腻、腥臭、煎炸等不易消化或有特殊刺激性食物，是服药的禁忌。

| 药物及病证 | 忌口食物 |
| --- | --- |
| 甘草、黄连、桔梗、乌梅 | 猪肉 |
| 土茯苓 | 醋 |
| 苍术、白术 | 大蒜、桃、李 |
| 荆芥 | 鱼、蟹、河豚、驴肉 |
| 天门冬 | 鲤鱼 |
| 蜂蜜 | 生葱 |
| 鸡肉 | 鲤鱼 |
| 丹参、茯苓、茯神 | 醋及一切酸 |
| 薄荷 | 鳖肉 |
| 鳖甲 | 苋菜 |
| 地黄、何首乌 | 葱、蒜、萝卜 |
| 吴茱萸 | 猪心、猪肉 |
| 常山 | 生葱、生菜 |
| 人参、西洋参、边条参等补药 | 萝卜、大蒜 |
| 发汗药 | 酸涩和生冷食物 |
| 疮、疖、肿毒以及皮肤瘙痒等疾病 | 鱼、虾、牛羊肉等有腥膻味的食物 |
| 头昏、失眠、性情急躁 | 胡椒、酒及辛辣食物 |
| 伤风感冒或出麻疹 | 生冷、酸涩、油腻的食物及补药 |

# 中药服药注意事项

中药的作用最注重的是对症，而且使用的药量和搭配都有一定的标准，要遵照医嘱使用。如果随意更改组方或者改变使用数量，或者服药方法不当，都会带来一定影响，甚至会中毒。因此，在使用中药时，要注意中药的配伍禁忌、分型服药禁忌等方面。

## 中药配伍

某些药物因组方后可能会发生相反、相恶的关系，使彼此的药效降低，甚至引起毒副反应。《本经·序例》指出："勿用相恶、相反者。"相恶配伍可能使药物某些方面的功效减弱，但同时是一种可以利用的配伍关系，并非绝对禁忌。而"相反为生害，于相恶"，是指相反的药物一起使用可能会危害健康，甚至危及生命。所以相反的药物原则上禁止配伍应用。

## 分型服药

解表药如治感冒的药应趁热服用，并在服后加衣盖被，或进食少量热粥，以增强发汗的效果。寒证要热服，热证要冷服。

对于丸剂、颗粒剂，颗粒较小的可以直接用温开水送服，颗粒较大的要分成小粒吞服，质地坚硬的可以用开水融化后再服用。

对于散剂和粉剂，最好用蜂蜜调和服用，或是装进胶囊中吞服，以免呛入喉咙。蜜膏剂用开水冲服较好，若直接入口吞咽，容易粘住喉咙引发呕吐。

此外，冲剂可以直接用开水冲服，糖浆剂可以直接吞服。

## 减轻苦味

因为味蕾的存在，所以我们喝中药时会觉得很苦。其实味蕾对苦味的感觉强度与温度有关，一般在 37℃时感觉最苦。如果服用时高于或低于这个温度就会感觉舒适很多。因此，为了减轻中药汤剂的苦味，可以配用一些甜味中药或加入适量的糖，或者等温度降到 37℃ 以下再服用。经验表明，进食中药汤剂味觉最好的温度，在初春、深秋时为 42℃ 左右，春末、早秋或夏秋时以 34℃ 为佳。

此外，尽快将汤药喝下去，缩短药汁与味蕾的接触时间，并在服用后漱口，减少药汁的残留，也可以减轻中药汤剂的苦味。

# 孕妇禁用中药

某些药物具有损害胎元以致堕胎的作用，所以应作为妊娠禁忌的药物。根据药物对于胎元损害程度的不同，一般可分为慎用与禁用两大类。慎用的药物包括通经祛瘀、行气破滞及辛热滑利之品，如桃仁、红花、牛膝、大黄、枳实、附子、肉桂、干姜、木通、冬葵子、瞿麦等；禁用的药物是指毒性较强或药性猛烈的药物，如巴豆、牵牛、大戟、商陆、麝香、草三棱、莪术、水蛭、斑蝥、雄黄等。凡禁用的药物绝对不能使用，慎用的药物可以根据病情的需要斟酌使用。

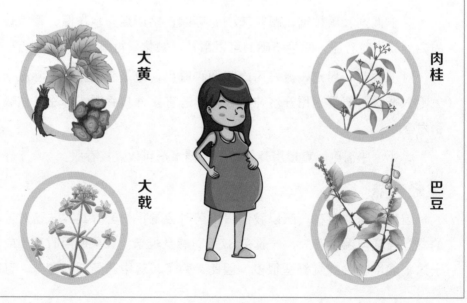

大黄

肉桂

大戟

巴豆

# 中药材的贮藏方式

中药材如果保存不当，很容易让原本的功效降低，甚至发生霉变，因此，短时间服用不了的药材一定要注意保存好。

## 一、干燥

中药材的含水量超过15%时，很容易发生虫害、霉变等。所以，对含水量高的药材，要借助高温、太阳、风、石灰干燥剂等力量，选用晒、晾、烘、微波、远红外线照射等方法，将含水量降到15%以下。

目前，降低中药材含水量最常用的方法是：把药材摊在席子上，摆在太阳下晒。若条件允许，可以用架子把草席架空。对于一些含水分或淀粉较多的药材，如贝母、百合、延胡索等，应先用开水烫煮或蒸，再在太阳下晒。有些药材不耐久晒，如麻黄，久晒后有效成分的含量会减少，应放在通风的室内或遮阴的棚下阴干。此外，有些高价药材容易生虫、发霉，如人参等，应密封保存，用石灰保持药材干燥。

值得注意的是，药材在干燥前都要充分散开，使其干燥均匀，避免局部含水量超标发生霉变。同时为了保持药材的纯净度，干燥时应清洁通风，干燥器械要干净无污染。

## 二、合理贮藏

贮藏中药材时要注意以下六点：

### 1. 低温

霉菌和害虫在10℃以下不易生长，且泛油、溶化、粘连、气味散失、腐烂等药材的变质反应在低温时也不易发生，所以将药材放在阴凉干燥处（如冰箱），有利于保存其有效成分。

### 2. 避光

像花叶类那种在光照时容易起变化的药材，应贮藏在暗处及陶瓷容器、有色玻璃瓶中，避免阳光直接照射。

### 3. 分类

根据药材特点分类保管，如栝楼等肉质、甜香的药材易生虫，应放在熏库；远志、半夏等易霉变，应注意通风、日晒。另外，剧毒药材更应贴上醒目的标签，由专人保管，防止误用中毒。

### 4. 密封

种子类药材（如白扁豆、麦芽、薏苡仁等），密封保存可防止老鼠撕咬；容易风化（如芒硝等）和挥发（如冰片等）的药材，密封保存可避免有效成分丢失。密封时，将药品放在干净的玻璃瓶中后，盖严瓶盖，用蜡转圈滴在瓶口处封严即可。另外，陶瓷罐、真空袋也是不错的密封容器。

### 5. 合藏

将花椒与有腥味的动物类药材（如地龙等）一起存放，可防止动物类药材虫蛀变质；将泽泻与丹皮放在一处，泽泻不易虫蛀，丹皮不易变质。

### 6. 杀虫

对桑螵蛸、露蜂房等动物药保存前要蒸熟，避免虫卵孵化；同时可用化学药物熏杀害虫，通常保存少量的药材时可将硫黄点燃生成二氧化硫熏蒸，保存大量的药材时可喷洒氯化苦熏蒸。